Nachträge

zum ersten Theile des Lehrbuches

der

pathologischen Anatomie

der

Haus-Säugethiere

von

Dr. E. F. Gurlt,

Professor an der Königl. Thierarzneischule in Berlin.

Berlin,

Verlag von G. Reimer.

1849.

Vorwort.

Seit dem Jahre 1831, wo ich den ersten Theil des Lehrbuches der pathologischen Anatomie der Haus-Säugethiere schrieb, hat diese Wissenschaft erfreuliche Fortschritte gemacht, und die Thierärzte haben in den Zeitschriften, besonders in den deutschen, viele neue und wichtige Beobachtungen mitgetheilt. Es würde daher eine neue Auflage dieses Lehrbuches nothwendig und wünschenswerth sein, aber die erste Auflage ist im Verhältniss zu gross gemacht worden und daher noch nicht abgesetzt. Um jedoch nicht noch länger zurückzubleiben, entschloss ich mich, das Wichtigste der neuen Beobachtungen und Berichtigungen in diesen

Nachträgen mitzutheilen. Der Herr Verleger war auch gern bereit, sie drucken zu lassen, und wird sie mit dem ersten Theile des Lehrbuches der pathologischen Anatomie zugleich, aber auch separat, debitiren.

Berlin, im October 1849.

Gurlt.

Zu §. 12. S. 14.

Bei der wahren Entzündungsröthe ist schon mit blossem Auge oder bei schwacher Vergrösserung zu erkennen, dass die arteriellen Haargefässe eben so mit geronnenem Blute angefüllt sind, wie die venösen, und dass beide eine gleich dunkel braun-rothe Farbe haben. Gewöhnlich laufen zwei Gefässchen nebeneinander, und von diesen ist das dünnere die Arterie, das dickere die Vene; oft jedoch wird eine kleine Arterie von zwei Venen eingeschlossen. Nur in den feinen Netzen, wo die arteriellen Haargefässe in die venösen übergehen, lässt sich ein Unterschied nicht mehr erkennen. (Vergl. Mag. für die gesammte Thierheilkunde XI. S. 492. Taf. IV.).

Bei der einfachen Congestion ist die Röthe weniger intensiv, weil hier die Venen besonders das Blut enthalten, und dieses ist auch nicht so geronnen. Die §. 9. geschilderte Imbibitions-Röthe wird man, bei sorgfältiger Untersuchung durchsichtiger Theile, mit der Entzündungs-Röthe nicht verwechseln. Bei der Entzündung tritt aber oft entweder blos Serum, oder Serum und Faserstoff (Plasma) oder das Blut überhaupt aus den Gefässen, und je reichlicher ein solcher Erguss ist, um so stärker ist auch die Geschwulst, daher auch in der Leiche oft noch sehr bedeutend.

Nach §. 15. S. 16.

Die Ausschwitzung (*Exsudatio*) wird zwar jetzt nicht mehr als ein Ausgang, d. h. Folgezustand der Entzündung betrachtet, sondern als ein Zustand angesehen, welcher zur Entzündung selbst gehört. Aber nicht bei jeder Entzündung muss das Austreten von Blutflüssigkeit (Plasma) aus den unverletzten Gefässen des entzündeten Theiles nothwendig erfolgen, und da andererseits nicht immer die wirklich ausgetretenen Stoffe resorbirt werden, so entsteht durch das Zurückbleiben des Ergossenen ein neuer und veränderter physischer Zustand in dem betroffenen Organe, welcher entweder zum Nutzen oder Schaden des Organs oder des Organismus sein kann; er wird deshalb hier als gesonderter Krankheitszustand betrachtet.

Wenn die Entzündung in ihrem ersten Stadium, nämlich in dem der Blutstockung nicht gehoben wird, so entsteht entweder

1) die Ausschwitzung von Serum, wodurch das Entzündungs-Oedem gebildet wird. Oder

2) es schwitzt Serum mit wenig Faserstoff aus, und der Faserstoff kommt nicht zum vollständigen Gerinnen, sondern es schwimmen nur Flocken desselben im Serum und machen dieses trübe. Diese Art der Ausschwitzung kommt sehr häufig bei der acuten Entzündung der serösen Häute vor, das Exsudat ist in den grossen Körperhöhlen oft in enormer Menge vorhanden, und bei der Leiche hat es meist einen sehr üblen Geruch. Man nennt diesen Erguss von Serum hitzige Wassersucht (*Hydrops acutus*).

3) Das faserstoffige Exsudat entsteht aus dem ergossenen Blut-Plasma, wenn es an Faserstoff reich ist. Dieser gerinnt schneller und vollständiger, wobei das Serum bald mehr bald weniger resorbirt wird, und der geronnene Faserstoff ist bildungsfähig, indem er zu bestimmt geformten Geweben sich gestaltet und heisst dann plastischer Faserstoff. Das feste Gewebe erzeugt sich entweder schnell, wie bei Wunden, die durch die erste Vereinigung heilen, oder das Gewebe bildet sich langsamer, zugleich mit Eiter. Ist dieser bildungsfähige Faserstoff in das Parenchym der Organe ergossen, so entsteht durch sein Verdichten der Zustand des Organs, den man Verhärtung (*Induratio*) nennt.

In andern Fällen ist der Faserstoff in mehr oder weniger grossen Massen in die Zwischenräume der Organe abgesetzt; hier bleibt er entweder unverändert und stellt die sogenannten Faserstoff-Tuberkel dar, oder er wird in Eiter umgebildet und ist dann die Veranlassung zur Bildung eines Abscesses.

Endlich ist er bisweilen nur schwach geronnen, hat keine Bildungsfähigkeit, sondern trägt im Gegentheil durch seine eigene Zerstörung zur Zerstörung der Organe bei. Rokitansky nennt ihn den croupösen Faserstoff.

Dieses verschiedene Verhalten des geronnenen Faserstoffes ist theils in der Beschaffenheit des Blutes, theils in der Körperconstitution begründet.

Zu §. 16. S. 17.

Der Eiter besteht aus zwei wesentlichen Bestandtheilen, nämlich aus den Eiterkörperchen und dem Eiterserum (manche nehmen noch eine Eiterplacenta an).

Die Eiterkörperchen oder Eiterkugeln sind mikroscopische Gebilde, die in dem vollkommenen Eiter kugelförmig sind, aber auch unregelmässig erscheinen, wenn der Eiter nicht die angegebenen Eigenschaften hat; man nimmt ihren Durchmesser von $^1/_{300}$ bis $^1/_{200}{'''}$ an. Sie sind weich, lassen sich leicht zerdrücken, haben meist ein granulirtes Ansehen und sind schwerer als das Eiterserum. Im Aeussern sind sie den sogenannten Schleimkörperchen sehr ähnlich. Sie sind wahre Zellengebilde, aus einem Zellenkern, der Zellenhaut und dem Zelleninhalt bestehend. Der Zellenkern wird erst deutlich erkannt, wenn die Zellenhaut durch verdünnte Essigsäure durchsichtig gemacht, oder ganz aufgelöst ist, dann erscheint er eingekerbt (zuerst wie Bisquit, dann wie ein Kleeblatt) und endlich zerfällt er in mehre Körperchen.

Das Eiterserum kommt in seinen physikalischen und chemischen Eigenschaften ganz mit dem Blutserum überein.

Der Eiter entsteht aus dem durch die unverletzten Wände der Haargefässe durchgeschwitzten, etwas verdünnten Blutplasma (Blut ohne die Blutkörperchen), aus welchem der Eiweiss- und Faserstoff das Material zur Entstehung der Eiterkörperchen bilden, und das Serum zum Eiterserum wird. Aber auch aus dem ausgeschwitzten und geronnenen Faserstoff bildet sich Eiter, der jedoch bisweilen wenig flüssig ist, wenn es an Serum fehlt; namentlich entstehen alle Abscesse aus solchem geronnenen Faserstoff. Ist in einem Abscess noch nicht aller Faserstoff in Eiter umgewandelt, so bildet der zurückgebliebene den sogenannten Eiterpfropf.

Es giebt eine Art von Eiter, in welchem statt der Eiterkörperchen fein granulirte Körperchen mit einfachem Kern gebildet sind, die in sich selbst zerfallen; man nennt diese Körnchenzellen oder zusammengesetzte Entzündungskugeln.

Zu §. 19. S. 21.

Es entsteht aber auch Brand ohne vorhergegangene Entzündung, wenn nämlich einem Theile die Zufuhr von Blut oder der Einfluss der Nerventhätigkeit entzogen ist, z. B. durch anhaltende Quetschung und Zusammenschnürung.

Zu §. 21. S. 22.

Man kann die Neugebilde oder Aftergebilde in zwei Abtheilungen bringen, nämlich in die, welche als einfache Elementargebilde erscheinen und in die Geschwülste.

a. Neugebilde, welche als einfache Elementargebilde erscheinen.

§. 22 *a.*

Das Zellgewebe oder Bindegewebe kommt am häufigsten als Neugebilde vor, indem es theils als Ersatz nach Substanzverlust, theils zur Vereinigung gewaltsam getrennter Theile dient, und auch zur Vergrösserung (Hypertrophie) solcher Organe beiträgt, in welchen das Zellgewebe einen Hauptbestandtheil ausmacht; endlich auch in den krankhaft entstandenen Gebilden, besonders den Geschwülsten oft einen Hauptbestandtheil ausmacht. Es entsteht entweder aus dem Blutplasma, namentlich bei der Eiterung in den Granulationen, oder ohne Eiterung im Gewebe der Organe; oder es bildet sich aus geronnenem Faserstoff, besonders an den freien Flächen der serösen Häute, und stellt dann die falschen Häute oder Pseudo-Membranen dar. Die Bildung geschieht wie die des normalen Zellgewebes aus neu entstandenen Zellen, nur sind die Bündel bei jenem nicht immer so deutlich, wie bei diesem.

Aehnlich wie das Zellgewebe entsteht auch das neue fibröse und Sehnengewebe, welches zur Wiedervereinigung der getrennten Theile dieser Art dient. — Ueber die Neubildung von elastischem Gewebe fehlt es noch an hinreichenden Beobachtungen. Die Neubildung des Muskelgewebes betrifft eigentlich nur die organischen oder einfachen Muskelfasern, welche in Form von Geschwülsten bisweilen am Magen und Uterus vorkommen, wo ein Erguss von flüssigem Bildungsstoff stattgefunden hat. Die Hypertrophie der Organe, in welchen organische Muskelfasern im Normalzustande vorkommen, entsteht durch Vermehrung dieser Fasern nach den normalen Bildungsgesetzen. Dasselbe gilt auch von den Gebilden, welche zusammengesetzte, quergestreifte Muskelbündel enthalten, z. B. die willkührlichen Muskeln und das Herz, denn bei Wunden und bei Substanzverlust dieser Organe geschieht die Vereinigung und der Ersatz nicht durch neugebildete Muskelbündel, sondern durch Zellstoff.

Auch über die Neubildung von Nervenfasern weiss man nur, dass die getrennten Enden eines Nerven durch Nervenfasern wieder vereinigt werden und der Nerv wieder leitungsfähig wird. Aber ob die neuen Nervenfasern aus ergossenem Bildungsstoff hervorgehen, oder ob die Fasern von den getrennten Enden einander so lange entgegen wachsen, bis sie sich erreicht und verbunden haben, ist noch nicht nachgewiesen.

§. 22 *b*.

Der Substanzverlust der Knorpel wird nicht durch neugebildetes Knorpelgewebe, sondern nur durch Zellgewebe ersetzt. Aber es kommen dennoch Neubildungen von Knorpelgewebe in verschiedenen Körpertheilen vor, welche aber meist eigenthümliche Geschwülste bilden, daher s. unten Knorpelgeschwulst.

Das neugebildete Knochengewebe, welches dem normalen in der Textur, wenn auch nicht in der Form, gleich ist, wird theils zur Wiedervereinigung getrennter, theils zum Ersatz zerstörter Knochen erzeugt, und es wird deshalb weiter unten bei den Knochenkrankheiten mehr davon die Rede sein. Es entsteht aber auch Knochensubstanz aus ergossenem Bildungsstoff in verschiedenen Weichgebilden, und die Knochensalze werden oft in den bleibenden Knorpeln abgelagert, welche Zustände überhaupt Verknöcherung heissen. Diese ist nicht immer leicht von der Verkalkung oder Verkreidung zu unterscheiden; jedoch bleibt bei der Behandlung der Knochengebilde durch Salzsäure immer Knorpel zurück, während bei den blos verkalkten Theilen nur das Gewebe übrig bleibt, in welches die Knochensalze abgelagert sind. Eine oberflächliche Verkalkung einer Hautfläche, eines Ausführungsganges, z. B. des Leberganges, nennt man Incrustation.

Es ist sehr wahrscheinlich, dass Blut und Blutgefässe aus ergossenem Bildungsstoff selbstständig entstehen können, und zwar zuerst das Blut, dann die Gefässe. Sind diese erst gebildet, dann gehen sie auch Verbindungen mit den normalen Blutgefässen ein, und nun findet in jenen eine vollständige Circulation statt. Leicht können die neu entstandenen Blutgefässe, mit den krankhaft erweiterten, aber ursprünglich vorhandenen feinsten Capillargefässen verwechselt werden. Die Blutgefässe, welche in den wirklich ernährten Aftergebilden vorkommen, sind wohl immer nur Verlängerungen der normalen Gefässe des Bodens, aus welchem das Aftergebilde hervorsprosst.

§. 22 *c*.

Eine Neubildung von Horn- und Zahngewebe kommt nicht selten gleichzeitig vor, nämlich in eigenen Balggeschwülsten, die entweder aus einer neugebildeten vollständigen Cutis, wo Oberhaut und Haare, oder aus einer Schleimhaut bestehen, in welcher Epithelien und Zähne entstehen. Das Spezielle unten bei den Balggeschwülsten.

Wucherungen der Epidermis, der Haare und anderen Horngebilde, so wie der Epithelien, gehen immer von der normal gebildeten, aber krankhaft gereizten Matrix aus.

Das schwarze Pigment, welches als normales Pigmentgewebe nur an der Aderhaut und Traubenhaut des Auges vorkommt, findet sich als regelwidriges Erzeugniss in sehr verschiedenen Theilen des Körpers unter dem allgemeinen Namen der Melanosen. Diese erscheinen theils als schwarze oder braun-schwarze Punkte, mehr oder weniger grosse Flecke, theils als Geschwülste (über die letzten s. u. Geschwülste). Das neugebildete feinkörnige, schwarze Pigment ist bald in Zellen enthalten, und dann dem normalen im Auge ähnlich, bald ist es diffus und wahrscheinlich aus dem veränderten Farbestoff des Blutes hervorgegangen; endlich entstehen melanotische Flecke auch aus Schwefeleisen, und diese werden durch Essig- und Salpetersäure aufgelöst und verschwinden daher, was mit den beiden anderen Formen nicht geschieht.

Die krankhafte Fettbildung zeigt sich entweder als ungewöhnliche Anhäufung von Fettgewebe mit flüssigem Fett in den Fettgeschwülsten (s. diese unten), in welchen nicht selten auch Krystalle von Cholestearin vorkommen; oder das Fett ist frei, ohne Fettgewebe, in abnormer Menge in der Substanz der Organe, in normalen und abnormen Flüssigkeiten in Form von Tröpfchen enthalten, namentlich in der Fettsucht der Leber und Nieren, und kommt in fast allen krankhaften Flüssigkeiten als Cholestearin vor.

b. Von den Geschwülsten.

§. 22 *d.*

Geschwülste sind Aftergebilde oder Neugebilde, die entweder in sich geschlossene Bälge mit nach innen absondernder Oberfläche darstellen, oder die aus einer Anhäufung von Elementargeweben, z. B. Fettgewebe, oder die aus verschiedenen Geweben zusammengesetzt sind, oder endlich die aus krankhaften Ablagerungen fester Stoffe bestehen. Alle, bis auf die zuletzt genannten, sind selbstständige, organische Gebilde, welche durch ihre eigenen Blutgefässe das ernährende Blut erhalten und daher auch wachsen.

Ueber die Gelegenheitsursachen zur Entstehung der Geschwülste ist nichts Sicheres bekannt; bei manchen ist eine vorherrschende Disposition nicht zu verkennen, und manche sind auch wahrscheinlich erblich.

Zu §. 22. S. 24.

Die Haar- und die Zahn-Balggeschwulst, oder die vereinigte Haar- und Zahn-Balggeschwulst besteht in einem geschlossenen Sacke, welcher entweder alle Elemente der Cutis enthält, nämlich aus Ober- und Lederhaut, mit Talg- und Schweissdrüschen besteht, oder welcher mehr einer Schleimhaut gleicht, ohne gerade Schleimdrüschen zu enthalten; doch so gelagert, dass die Oberhaut der Höhle des Sackes zugekehrt ist. Im ersten Falle (Haar-Balggeschwulst) enthält der Sack lose und in den Wänden festsitzende Haare, nebst einer grauen, dicklichen, mehr oder weniger flüssigen Substanz, welche zum grössten Theile aus abgestossenen Schüppchen der Oberhaut, aus Hauttalg und vielleicht auch aus Schweiss besteht. Solche Balggeschwülste kommen nicht selten im lockeren Zellgewebe an irgend einer Stelle der Haut, aber auch in der Substanz der Hoden und Eierstöcke vor.

Einmal fand sich eine solche Haarbalggeschwulst unter dem Schildknorpel des Ohres eines Pferdes, wo man nicht selten die Zahn-Balggeschwülste antrifft. Auch sah ich in der linken Nasenhöhle, zwischen der obern Muschel und der Oberkieferhöhle eine Masse, die verdicktem Eiter ähnlich sah, aber feine Haare enthielt. Der eigentliche Balg war wahrscheinlich von dem Einsender des Pferdekopfes zufällig bei dem Oeffnen zerstört worden. Der scheinbare Eiter war aber kein Eiter, sondern Hauttalg.

Die Zahn-Balggeschwulst kommt auch für sich vor, die innere, von dem Epithelium ausgekleidete Wand ist glatt, und von einer Stelle erhebt sich der neu gebildete Zahn mit einer kleinen Knochenkapsel, welche als Zahnhöhle die Wurzel des Zahnes einschliesst. Die bis jetzt mir bekannt gewordenen Fälle kamen bei jungen Pferden vor, der Balg befand sich meist auf dem linken Schläfenmuskel, in dem lockeren Fette zwischen ihm und dem schildförmigen Knorpel des Ohres, und er enthielt fast immer einen Backenzahn, welcher aber kleiner als ein normaler Backenzahn des Pferdes war. Er besteht aus denselben Substanzen, wie der normale Zahn.

In der vereinigten Haar- und Zahn-Balggeschwulst ist der einfache Sack durch eine unvollkommene Scheidewand in zwei Abtheilungen getheilt; die eine enthält die Haare (wie oben), die andere den Zahn, und dieses ist bald ein Backen-, bald ein Hakenzahn (vielleicht bisweilen auch ein Schneidezahn). Einen Fall dieser Art habe ich im Magazin für die gesammte Thierheilkunde V. S. 123 beschrieben und auf Taf. I. abgebildet. Die Balggeschwulst befand sich zwischen den beiden Unterkieferästen eines Pferdes, und einen Backenzahn zugleich mit Haaren erhielt ich aus einem Hoden eines Hengstes durch den verstorbenen Kreis-Thierarzt Wendenburg in Halberstadt.

Zu §. 23. S. 24.

Man macht auch wohl einen Unterschied zwischen Fett- und Speck-Geschwulst; man nennt sie nämlich Fettgeschwulst (*Lipoma*) wenn sie nur aus Fettzellen, die mit flüssigem oder theilweise krystallisirtem Fett (Stearin) gefüllt sind, besteht. Man giebt ihr aber den Namen Speckgeschwulst (*Steatoma*), wenn neben den Fettzellen auch Zellgewebe in ihr enthalten ist, wodurch die Geschwulst eine grössere Dichtigkeit erhält und dem Speck mehr ähnlich ist.

Die bei dem Menschen vorkommende Gallertgeschwulst ist bei den Thieren, so viel ich weiss, noch nicht beobachtet worden. Eine gallertartige, zitternde Substanz, die theils in die normalen Gewebe infiltrirt, theils in einer eigenen Hülle enthalten ist, charakterisirt diese Geschwulst. Man hält sie dem Krebs für verwandt.

§. 23 *a*.

Die Knorpelgeschwulst (*Enchondroma*) kommt sowohl an den Knochen, als auch im Parenchym der Organe, besonders der Drüsen und im lockeren Zellgewebe vor. An den Knochen kommt diese Geschwulst entweder im Innern, oder auf der Oberfläche vor, und wird hier leicht mit der beginnenden Neubildung von Knochen, welcher zuerst aus Knorpel besteht, verwechselt. Die Knorpelgeschwulst besteht aus zwei verschiedenen Substanzen, nämlich aus einer fibrösen in welcher sparsam Gefässe vorkommen, und einer weicheren, dem Knorpel schon im Ansehen ähnlichen Substanz, welche die mikroskopischen Knorpelzellen und Knorpelkörperchen enthält. Die in den Drüsen, besonders im Euter bisweilen vorkommende Knorpelgeschwulst besitzt auch hin und wieder Knochenkerne, oder es ist ein grösserer Theil der Geschwulst verknöchert. Sie gehört zu den sogen. gutartigen Geschwülsten; die nur mechanisch nachtheilig wird. Bei Schafen wurde diese Geschwulst auch im Zellgewebe der Schulter- und Achselgegend gefunden. Zwei solche Präparate sind in der hiesigen Sammlung.

Die Knochengeschwulst besteht entweder ganz, oder theilweise aus wahrer Knochenmasse, sie hat also Knorpel zur Grundlage. Sie erscheint nicht immer als erhabene Geschwulst, sondern kommt sogar öfter in Form von Knochenplatten vor, namentlich in den Aponeurosen, welche die Muskeln einschliessen; seltener an anderen fibrösen Häuten, z. B. habe ich noch nie eine Knochenbildung in der harten Hornhaut bei den Thieren gefunden. Nicht selten findet Erzeugung von Knochensubstanz in der Sehne der Zwerchfellpfeiler und in den Beugesehnen der Gliedmassen (der sogen. Sehnenklappe) statt. In anderen, auch nicht seltenen Fällen bildet sich eine knöcherne Kapsel zur Einschliessung von ergossenem Blute oder anderer Flüssigkeiten, und an den Eihäuten der Stute; Fälle der letzten Art sind mir schon mehrfach vorgekommen.

§. 23 *b.*

Die krankhaften Ablagerungen fester Stoffe sind nie organisirte Geschwülste, denn ihr Bau zeigt nie bestimmt geformte Gewebe, weil sie wahrscheinlich in dem Zustande der Gerinnung so lange verharren, bis sie in sich selbst zerfallen und durch dieses Zerfallen auch eine Zerstörung der nächst gelegenen Gebilde veranlassen.

Man kennt die Ablagerung beim Typhus, die scrophulöse Ablagerung und den Tuberkel.

Die erste kommt wahrscheinlich nur in der Rinderpest vor, und wird die Ursache zur Entstehung der Darmgeschwüre.

Die scrophulöse Ablagerung ist häufiger bei jungen Thieren, namentlich bei Füllen und jungen Hunden, besonders in den Gekrösdrüsen.

Zu §. 24. S. 26.

Statt der Eiterkugeln enthält die erweichte Tuberkelmasse kleine, unregelmässige Körnchen, mitunter unvollkommene Zellen und eine formlose, durchsichtige Substanz.

Statt §. 28. S. 29.

Die Krebsgeschwulst (*Carcinoma s. Cancer*) kommt in verschiedenen Formen vor, und es finden sich bei den

Haus-Säugethieren die Knotengeschwulst, der Gallertkrebs und der Markschwamm; der melanotische Krebs, d. h. die Vereinigung von Melanose mit Krebs kenne ich bei diesen Thieren nicht. Alle sind bösartige Geschwülste, die nicht allein das Organ zerstören, worin sie entstanden sind, sondern auch eine wirkliche Blutvergiftung durch die resorbirte Krebsjauche hervorbringen.

1. Die Knotengeschwulst oder der Faserkrebs (*Scirrhus s. Carcinoma fibrosum*) ist im Euter, besonders bei Hündinnen, nicht selten. Er besteht in einer unebenen, höckerigen, harten Geschwulst, die langsam wächst, dem Thiere Schmerzen verursacht und mit der Zeit in eine jauchige, zerstörende Masse zerfällt. Er ist bei dem lebenden Thiere mit den anderen Krebsformen und mit gutartigen Verhärtungen leicht zu verwechseln, und selbst die mikroskopische Untersuchung gewährt keine Sicherheit. Der mikroskopische Bau des Faserkrebses besteht theils in unbestimmt faseriger Masse, theils in deutlichen feinen Fasern, zwischen welchen auch Zellen enthalten sind.

2. Der Gallertkrebs (*Carcinoma alveolare s. Cancer gelatiniforme*) scheint seltener, als der Faserkrebs in der Haut der Geschlechtstheile und an der Ruthe des Pferdes vorzukommen. Die harte, aus feinen Fasern gebildete Geschwulst, enthält bei vorgeschrittener Entwickelung, kleinere oder grössere Höhlen, die mit einer gallertartigen, blosse Zellen enthaltenden Masse gefüllt sind, die natürlich nur auf der Schnittfläche zu erkennen sind.

3. Der Markschwamm (*Fungus medullaris s. Carcinoma medullare*) ist die am seltensten vorkommende Krebsform; sie ist in der Augenhöhle des Rindes und im Euter der Kühe besonders beobachtet worden. Er wächst schneller als die beiden andern, erweicht auch schneller und bildet bisweilen eine rothe, leicht blutende, schwammige Masse, die man Blutschwamm (*Fungus haematodes*) genannt hat. In dem Markschwamm sind die eigenthümlichen, sogen. Krebszellen vorwaltend, indem das Fasergewebe in geringerer Masse vorhanden ist.

Zu §. 30. S. 31.

Sie gehören theils in die Klasse der Insecten, theils in die der Arachmien, und sind im Magaz. für d. ges. Thierheilk. Bd. VIII. und IX. beschrieben und abgebildet.

Zu §. 32. S. 34.

Die chemische Zusammensetzung der Speichelsteine scheint wechselnd zu sein, sowohl in den Bestandtheilen selbst, als auch in ihrer Menge, namentlich fehlt in manchen Steinen die kohlensaure Magnesia, wie aus den Untersuchungen von Lassaigne, Caventou und Fürstenberg *) hervorgeht. Die Analysen von L. und F. betrafen Speichelsteine des Pferdes, die von Caventou den eines Esels. Sie enthielten:

	Lassaigne.	Fürstenb. **)	Caventou.
Kohlensauren Kalk	84	83,519	91,6
Phosphorsauren Kalk	3	7,972	4,8
Kohlensaure Magnesia	0	1,243	0,0
Organische Materie	9	6,164	3,6
Wasser	3	1,102	0,0
(Verlust)	1	—	—
	100	100,000	100,0

Bei einer zweiten Analyse anderer Steine fanden

	Lassaigne.	Fürstenberg ***).
Kohlensauren Kalk	86,0	87,666
Phosphorsauren Kalk	3,0	3,236
Spur von Eisenoxyd	0,0	—
Kohlensaure Magnesia	0,0	3,983
Organische Materie	7,4	1,878
Wasser (und Verlust)	3,6	3,237
	100,0	100,000

*) Magazin f. d. gesammte Thierheilkunde XII. S. 121 ff.

**) Samml. d. Thierarzneischule No. 1903, das specif. Gewicht des Steins = 2,219.

***) Ebend. No. 1904. Specif. Gew. = 2,225.

In einem Speichelsteinchen aus den Gängen der Unterzungendrüse eines Pferdes fand Fürstenberg:

Kohlensauren Kalk	82,05
Organische Materie	12,85
Wasser, Spur von kohlensaurer Magnesia und phosphorsaurem Kalk	5,10
	100,00

Bei der Untersuchung eines Speichelsteines aus dem Stenonschen Gange eines Rindes fand Fürstenberg:

Kohlensauren Kalk	83,197
Phosphorsauren Kalk	5,840
Kohlensaure Magnesia	4,406
Organische Materie	2,248
Wasser (und Verlust)	4,309
	100,000

Die aus dem Bauchspeichel entstandenen Steine wurden nur einmal beim Rinde gefunden und von Fürstenberg untersucht; er fand sie zusammengesetzt aus:

Kohlensaurem Kalk	91,65
Kohlensaurer Magnesia	4,15
Phosphorsaurem Kalk (Spur)	0,00
Organischer Materie	3,00
Wasser	1,20
	100,00

Der sogenannte Weinstein an den Zähnen entsteht auch aus dem Speichel und ist zwar den Speichelsteinen nicht gleich, aber doch ähnlich. Fürstenberg fand folgende Bestandtheile:

	Vom Pferde. 1.		2.	Vom Hunde.
Kohlensaurer Kalk	87,52	—	71,40	50,79
Phosphorsaurer Kalk	1,73	—	13,75	41,43
Durch Wasser ausziehbare organ. Substanz mit Chlorkalium (Chlornatrium beim Hunde) und schwefelsaurem Kali bei 1	3,28	—	2,40	1,02

	Vom Pferde. 1.		2.	Vom Hunde.
Kohlensaure Magnesia	0,00	—	1,92	0,00
Organische Materie (Schleim- und Futterreste)	5,25	—	8,08	4,05
Wasser, Spur von kieselsaurer und kohlensaurer Magnesia	2,22	—	0,00	—
Wasser, Spur von kieselsaurem Eisen	0,00	—	2,45	—
Wasser und Spur von kohlensaurer Magnesia	—		—	2,71
	100,00		100,00	100,00

Zu §. 33. S. 34.

Die neusten Untersuchungen über die Galle und die Gallensteine der Haus-Säugethiere hat Fürstenberg *) gemacht und folgende Resultate erlangt.

Zwei Gallensteine von Pferden, von welchen jeder aus dünnen, über einander geschichteten Lagen bestehend, eine dunkelgrüne Farbe und No. 2 ein specifisches Gewicht von 1,134 hatte, enthielten:

	1 **)	2 ***)
Galle	8,23	11,40
Gallenharz	10,05	13,73
Gallenfarbstoff	43,92	40,17
Gallenschleim	10,81	18,32
Fett	19,97	3,65
Wasser	7,02	12,73
	100,00	100,00

Etwas abweichend von diesen waren die Bestandtheile von zwei anderen grossen Gallensteinen von Pferden, wovon der erste ein specif. Gewicht von 1,134 der andere von 0,931 hatte; der erstere wog frisch aus der Leber genommen gegen 6 Pf. (à 16 Unzen). Sie bestanden aus:

*) Magazin für die ges. Thierheilk. XIII. S. 261 ff.

**) Samml. d. Thierarzneisch. No. 3111.

***) Ebend. No. 3458.

	1 *)	2 **)
Galle	9,25	15,47
Gallenharz	12,06	33,23
Stearinsaurem Kalk	7,63	6,60
Gallenfarbstoff	44,26	19,11
Gallenschleim	12,10	12,16
Fett	4,84	3,16
Wasser (und Spur von phosphorsaurem und schwefels. Natr. bei 1)	9,86	10,27
	100,00	100,00

Von Gallensteinen des Rindes hat derselbe auch Analysen gemacht das specif. Gewicht von Nr. 1 war = 1,237, von Nr. 2 = 1,096 und von Nr. 3 = 1,04; und es enthielten zwei dunkelgrune Gallensteine (1 und 2) und ein gelblich grüner (3):

	1 †)	2 ††)	3 †††)
Galle	10,01	9,63	15,98
Gallenharz	4,12	9,63	9,05
Gallenfarbstoff	61,12	56,12	49,60
Gallenschleim	8,42	13,17	12,09
Cholestearin	6,12	—	—
Fett	3,08	3,20	1,40
Wasser	7,13	8,25	11,88
	100,00	100,00	100,00

Die Incrustation der Gallengänge in der Leber des Rindes, die nicht zur Gallensteinbildung gehört, hat Furstenberg ebenfalls analysirt und gefunden:

Phosphorsaure Kalkerde	46,06
Kohlensaure —	9,21
Kohlensaure Magnesia	4,26

*) Samml. der Thierarzneisch. No. 4105.

**) Ebend. No. 2960.

†) Ebend. No. 3176.

††) Ebend. No. 3370.

†††) Ebend. No. 4601.

Organische Materie	28,83
Wasser	11,64
	100,00

Zwei von Demselben untersuchte Gallensteinchen des Schweines, deren specif. Gewicht von Nr. 1 = 1,303, von Nr. 2 = 1,484 war, enthielten

	1[1])	2[2])
Galle	56,01	14,50
Albumin	—	17,00
Gallenharz	20,37	31,00
Gallenfarbstoff	9,14	27,50
Gallenschleim	6,86	7,50
Fett (Spur)	0,00	0,00
Wasser	7,62	2,50
	100,00	100,00

Zu §. 34. S. 35.

Auch diese Steine hat Fürstenberg[3]) untersucht, und er fand in den röthlichgrauen (1.)[4]), den blaugrauen Magensteinen des Pferd s (2.)[5]) und den weissen Magensteinen des Hundes (3.)[6]) folgende Bestandtheile:

	1.	2.	3.
Phosphorsaure Ammoniak-Magnesia	93,53	92,68	94,73
— Kalkerde	—	1,32	—
Kohlensaure Kalkerde	—	0,96	1,60
Kieselsäure	0,28	1,44	—
Chlornatrium	1,30	—	—
Chlorkalium	—	0,10	—
Organische Materie (Schleim)	1,40	1,50	2,60
Wasser, Eisen (bei 1 u. 2) und Verlust	3,49	2,00	1,07
	100,00	100,00	100,00

[1]) Samml. d. Thierarzneisch. No. 3341.
[2]) Ebend. No. 3288.
[3]) Magazin für die ges. Thierheilk. X. S. 288 ff.
[4]) Specif. Gewicht = 1,657.
[5]) — — = 1,695.
[6]) — — = 1,658.

Die Analyse der unter 4 [1]) und 5 [2]) genannten Darmsteine des Pferdes ergab folgende Bestandtheile.

	4.	5.	
Phosphorsaure Ammoniak-Magnesia	92,45	85,75	89,61
— Kalkerde	—	1,05	—
Kohlensaure Kalkerde	0,96	1,25	0,61
Kieselsäure	0,98	0,55	0,50
Chlornatrium	0,95	—	—
Chlorkalium	—	1,15	—
Chlorkalium und Chlornatrium	—	—	2,34
Schwefelsaures Kali	—	1,15	—
Organische Materie	2,96	4,70	1,40
Wasser, Eisen, Verlust	1,70	4,40	5,54
	100,00	100,00	100,00

Die unter 6 [3]) und 7 aufgeführten Darmsteine des Pferdes bestanden nach Fürstenberg's Untersuchung aus:

	6.		7.	
Phosphorsaurer Ammoniak-Magnesia	94,10	90,35	72,73	89,61
Kohlensaurer Kalkerde (Spur)	0,00	0,84	0,00	—
Phosphorsaurer Kalkerde	—	—	—	0,96
Chlorkalium	1,15	—	—	—
Chlornatrium	—	—	0,35	1,03
Phosphorsaurem Natron und Chlorkalium	—	1,96	—	—
Kieselsäure	—	—	—	0,53
Quarzstückchen	—	—	23,95	—
Organischer Materie	2,25	1,75	1,15	2,10
Wasser, Eisen (Spur), Verlust	2,50	5,10	1,82	5,77
	100,00	100,00	100,00	100,00

[1]) Spec. Gewicht = 1,694.
[2]) — — = 1,702 bis 1,706.
[3]) — — 1,821 bis 1,823.

Zu §. 36. S. 37.

Nach Fürstenberg's [1]) Untersuchungen ist das blätterige Conglomerat (*a*) und die etwas compactere Masse (*b*) in folgender Art zusammengesetzt.

	a [2]).		*b* [3]).	
Kohlensaurer Kalk	40,57	89,40	88,79	84,71
Kohlensaure Magnesia	16,28	3,35	2,91	5,73
Organische Materie	40,72	4,35	5,85	6,37
Wasser (Eisenspur bei *b*)	2,43	2,90	2,45	3,19
	100,00	100,00	100,00	100,00

Zu §. 37. S. 38.

Fürstenberg hat 1. drei Varietäten der Nierensteine des Pferdes untersucht, nämlich

a. die grossen Nierensteine,

b. die zackigen, korallenförmigen und

c. die runden, glatten, kleinen Nierensteine.

a. Die Analyse von zwei grossen Nierensteinen ergab

		1 [4])	2 [5])
Kohlensauren Kalk		84,20	85,90
Oxalsauren Kalk		5,31	Spur.
Kohlensaure Magnesia		1,56	5,20
Chlorkalium	Spuren bei 2.		
Schwefelsauren Kalk			
Organische Materie		6,05	7,70
Wasser und Eisen		2,88	1,20
		100,00	100,00

b. Ein zackiger, korallenförmiger Nierenstein [6]) enthielt:

[1]) A. a. O. S. 502 ff.

[2]) Samml. der Thierarzneisch. No. 1499.

[3]) Ebend. No. 1975.

[4]) Ebend. No. 877.

[5]) Ebend. No. 2557.

[6]) Ebend. No. 3451. Specif. Gew. = 2,121 bis 2,263.

Kohlensauren Kalk	41,30
Oxalsauren Kalk	28,46
Phosphorsauren Kalk	7,03
Kohlensaure Magnesia	11,04
Organische Materie	10,37
Wasser u. Spur Eisen	1,80
	100,00

c. Zwei kleine, runde, glatte Nierensteine [1]) von demselben Pferde waren: *a* im Kern (*α*) und in den äusseren Schichten (*β*) unter sich und auch von *b* verschieden.

	a		*b*
	α.	*β.*	
Kohlensaurer Kalk	78,46	73,24	38,45
Oxalsaurer Kalk	15,11	17,22	14,49
Kohlensaure Magnesia	4,66	5,37	38,29
Organische Materie	0,56	2,92	7,65
Wasser	1,21	1,25	1,12
	100,00	100,00	100,00

2. Ein Nierenstein vom Esel glich der compakten sedimentartigen Masse aus der Niere des Pferdes fast vollständig in Hinsicht auf die Bestandtheile.

3. Die Nierensteine des Rindes kommen in fünf Varietäten vor; sie erreichen nie ein so beträchtliches Gewicht und solche Grösse, wie die grossen Nierensteine des Pferdes.

a. Die weissen, zackigen Nierensteine werden etwa 2 Zoll lang, 1½ Zoll breit, sind 3—4 Loth schwer und haben ein specif. Gewicht von 1,76. Die Analyse eines solchen Steines [2]) ergab nach Fürstenberg:

Kohlensauren Kalk	74,81
Kohlensaure Magnesia	12,57
Organische Materie	10,82
Wasser, Spur von Eisen	1,80
	100,00

[1]) Samml. d. Thierarzneischule No. 2993.

[2]) Ebend. No. 1231.

b. Die perlmutterglänzenden, zackigen Nierensteine sind meist glatt und eben, kommen nicht ganz selten vor, erreichen aber nur ein Gewicht von kaum einigen Lothen; das specif. Gewicht ist 2,109 bis 2,351.

Ein solcher Stein [1]) enthielt:

Kohlensauren Kalk	78,18
Kohlensaure Magnesia	10,01
Organische Materie	7,09
Wasser, Spur von kohlensaurem Eisenoxydul	4,72
	100,00

c. Metallisch glänzende, runde Nierensteinchen, wie vergoldete Pillen aussehend, kommen in der Grösse von Mohnsaamen bis zur Grösse von Erbsen vor und dringen auch leicht in die Harnröhre; das specif. Gewicht ist 2,301. Diese Steinchen [2]) bestehen aus

Kohlensaurem Kalk	84,8
Kohlensaurer Magnesia	10,0
Kohlensaurem Eisenoxydul	0,6
Organischer Materie	1,6
Wasser (Verlust)	3,0
	100,0

d. Die kleinen, rein weissen Nierensteinchen, von der Grösse einer Erbse bis zu der einer kleinen Haselnuss, kommen selten vor; ihr specif. Gewicht ist 2,307. Sie bestehen [3]) in 2 Analysen aus

Kohlensaurem Kalk	91,16	92,38
Kohlensaurer Magnesia	1,93	4,95
Organischer Materie	1,47	0,24
Wasser (Verlust)	5,44	2,43
	100,00	100,00

e. Die kleinen, grauen Nierensteinchen kommen nicht so selten vor, namentlich die kleinsten, von der Grösse

[1]) Samml. d. Thierarzneischule Nr. 441.

[2]) Ebend. Nr. 2552.

[3]) Ebend. Nr. 3250.

eines Senfkorns, die oft auf den Nierenwärzchen der Kühe liegen; dagegen sind die von der Grösse einer Haselnuss seltener. Ihre Oberfläche ist mit kleinen Krystallen besetzt und das specif. Gewicht 1,109 bis 1,673. Nach Fürstenberg's Untersuchung bestehen sie [1]) aus

Phosphorsaurer Ammoniak-Magnesia	39,28
— Kalkerde	16,59
Kohlensaurer —	11,09
Oxalsaurer —	7,01
Kohlensaurer Magnesia	6,81
Organischer Materie	13,07
Wasser (Verlust)	6,15
	100,00

4. Die Nierensteine des Schafes sind selten, bei Ziegen und Schweinen müssen sie wahrscheinlich noch weit seltener vorkommen, denn mir ist noch kein Fall bekannt. Von Nierensteinen des Schafes sind in der Sammlung der Thierarzneischule nur Bruchstücke, ihr specif. Gewicht ist 1,355, und die Analyse von Fürstenberg ergab:

Kieselsäure	42,24
Kohlensauren Kalk	21,21
Kohlensaure Magnesia	7,07
Organische Materie	27,64
Wasser und Spuren von Eisen	1,84
	100,00

5. Bei Hunden und Katzen habe ich bis jetzt noch keine Nierensteine gefunden; ein von Lassaigne [2]) untersuchter weisslicher oder thongrauer Nierenstein vom Hunde bestand aus

Harnsaurem Ammoniak	Harnsäure	58,0
	Ammoniak	30,8
Phosphorsaurer Kalkerde		10,1
Oxalsaurer Kalkerde		1,1
		100,0

[1]) Samml. d. Thierarzneischule Nr. 1975.

[2]) Recueil de médec. vétér. 1828. p. 317.

Die Blasensteine.

Die Blasensteine sind bei den meisten Haus-Säugethieren bis jetzt beobachtet worden, nur von der Ziege und der Katze sind mir noch keine Fälle bekannt. Sie sind gewöhnlich viel grösser, als die Nierensteine, wenn sie aber klein sind, so sind sie auch sehr zahlreich.

1. Blasensteine des Pferdes.

Von diesen sind in der Sammlung der Thierarzneischule vier Varietäten vorhanden.

a. Die gelblich-weissen Blasensteine des Pferdes kommen oft aber einzeln vor und haben mehre Zoll im Durchmesser und ein Gewicht bis zu 1 Pfund und darüber; sie haben eine rauhe, warzige Oberfläche, an welcher auch Krystalle von oxalsaurem Kalk vorkommen. Ihr specif. Gewicht ist 2,231 bis 2,310.

b. Die braunen Blasensteine sind kleiner, als die ersten; ihre Oberfläche hat kleine Hervorragungen, die senkrecht auf der übrigen Masse stehen, bald sehr gedrängt und mit oxalsaurem Kalk überzogen, bald loser stehen. Ihr absolutes Gewicht beträgt 6—8 Loth, das specif. 2,104 bis 2,107.

Fürstenberg fand sie in folgender Art zusammengesetzt:

	a [1])	*b* [2])	
Kohlensauren Kalk	87,10	83,25	61,55
Oxalsauren —	2,10	2,60	17,57
Phosphorsauren Kalk	—	—	4,32
Kohlensaure Magnesia	3,63	5,73	8,97
Organische Materie	5,45	6,67	5,95
Wasser und Eisen	1,72	1,75	1,64
	100,00	100,00	100,00

c. Die harten weissen Blasensteine sind selten,

[1]) Samml. d. Thierarzneischule Nr. 2558.

[2]) Ebend. Nr. 3539 und Nr. 3679.

ihre Oberfläche ist glatt, weiss oder gelblich-weiss, das Innere ist blendend weiss, die Schichten sind sehr innig; sie erreichen ein Gewicht bis zu 16 Loth und das specif. Gewicht ist 2,445.

d. Die sedimentartigen Blasensteine des Pferdes erreichen die beträchtlichste Grösse aller bei den Thieren vorkommenden Harnsteine, denn sie werden bis über 7 Pfund schwer. Die Oberfläche ist gelblich weiss, glatt und färbt in der Regel nicht ab. Im Innern sind keine Schichten und das specif. Gewicht ist 2,076. Diese beiden Varietäten bestehen aus:

	c [1])	*d* [2])
Kohlensaurer Kalkerde	85,03	84,30
Phosphorsaurer Kalkerde	5,81	
Kohlensaurer Magnesia	3,62	8,34
Organischer Materie	4,21	5,95
Wasser (Spur von Eisen bei *c*)	1,33	1,41
	100,00	100,00

2. Blasensteine des Esels.

Es kommen drei Varietäten von Blasensteinen beim Esel vor, die weniger im Aeusseren als in ihrem Gehalt von den bei dem Pferde beobachteten sich unterscheiden; es sind:

a. die gelblich braunen, welche auf der Oberfläche sehr rauh, zackig und warzig sind, aus dunnen Schichten bestehen, bis zu 22 Loth schwer werden und ein specif. Gewicht von 2,213 haben. Ferner

b. die gelblich-weissen Blasensteine, deren rauhe, warzige Oberfläche theilweise mit Krystallen von oxalsaurem Kalk besetzt ist; im Innern ist theilweise Schichtenlagerung neben Höhlen vorhanden. Sie werden 6—7 Loth schwer und haben ein specif. Gewicht von 1,767. Endlich

[1]) Samml. d. Thierarzneisch. No. 2656.

[2]) Ebend. Nr. 2471.

c. die weissen harten Blasensteine, welche den unter *c* genannten des Pferdes gleichen und ein specif. Gewicht von 2,257 haben.

Diese Steine bestehen aus

	a [1]	*b* [2]	*c*
Kohlensaurem Kalk	69,90	67,75	80,3
Oxalsaurem —	4,44	10,25	
Phosphorsaurem Kalk	4,37		Spur.
Kohlensaurer Magnesia	6,75	9,93	15,5
Organischer Materie	12,75	10,95	2,9
Wasser, Spur von Eisen (bei *a. b.*)	1,79	1,12	1,3
	100,00	100,00	100,0

3. Blasensteine des Rindes.

Sie sind weiss, oder mit einem dünnen bräunlichen Ueberzuge versehen, erreichen keine beträchtliche Grösse, enthalten Schichten und als Grundlage Steinchen von kohlensaurem Kalk. Ausgezeichnet von den Blasensteinen der übrigen Thiere sind sie durch bedeutenden Gehalt von Kieselsäure; das specif. Gewicht beträgt 1,265 bis 1,376.

Die Analyse eines Steines [3]) lieferte:

Kieselsäure	47,26
Kohlensauren Kalk	21,48
Kohlensaure Magnesia	7,60
Organische Materie	21,29
Wasser, Spur von Eisen	2,37
	1‹0000

4. Blasensteine des Schweines.

Sie zeichnen sich von allen andern dadurch aus, dass ihr Hauptbestandtheil phosphorsaure Ammoniak-Magnesia ist. Man kann vier Varietäten unterscheiden.

a. Die weissen rauhen Blasensteine sind fest, mässig gross, ihre Oberfläche ist rauh durch 1—1½ Linie

[1]) Samml. d. Thierarzneischule Nr. 3616.

[2]) Ebend. Nr. 3135.

[3]) Ebend. Nr. 2768.

lange Krystall-Nadeln von phosphorsaurer Ammoniak-Magnesia. Auf dem Durchschnitt besteht der Kern aus sedimentartig zusammengehäuften Krystallchen dieses Salzes, auf dem Kern stehen $^3/_4$—1 Linie lange Krystalle, deren Lükken durch Sediment ausgefüllt sind; um die Krystalle sind einige dünne Schichten gebildet und auf diesen stehen wieder längere Krystallnadeln, und so wiederholt sich diese Bildung bis zur Peripherie. Die Steine sind 4—5 Loth schwer und haben ein specif. Gewicht von 1,467.

b. Die schwarzen Blasensteine kommen selten vor, sind etwa 1 Zoll lang und breit, ziemlich fest, gegen 3 Loth schwer. Ihre Oberfläche ist rauh, schwarz gefärbt, und diese obere schwarze Schicht besteht aus 1$^1/_4$ Linie langen Krystallnadeln von phosphorsaurer Ammoniak-Magnesia; sonst verhält sich der Kern und die Schichtenlagerung wie bei *a.* Das specif. Gewicht ist 1,326.

Diese beiden Varietäten enthalten nach Fürstenberg

	a [1])	*b* [2])
Phosphorsaure Ammoniak-Magnesia	84,56	74,02
— Kalkerde	4,32	4,19
Kohlensaure —	Spur	14,15
Organische Materie (und Spur v. Hämatin bei *b*)	2,40	2,83
Wasser (Verlust)	8,72	4,81
	100,00	100,00

c. Die kreideartigen Blasensteine. Sie haben geringe Cohärenz, werden etwa Zoll gross, und ihre Oberfläche ist ganz weiss, kreideartig, abfärbend; im Innern enthalten sie lange, vom Centrum ausgehende Krystallnadeln und sedimentartige Masse. Das specif. Gewicht ist 1,391.

d. Das Blasensediment ist in eine locker zusammenhängende Masse vereinigt, meist nach der Blase geformt; oder ganz platt und hat keine Schichten. Es ist rein weiss, oder gelblich, abfärbend, erreicht ein Gewicht bis zu 2 Pf. und hat ein specif. Gewicht von 1,138 bis 1,576.

[1]) Samml. d. Thierarzneischule Nr. 3427.

[2]) Ebend Nr. 3426.

Die Varietäten *c.* und *d.* enthalten:

	c[1]	*d*[2]		
Phosphors. Ammon.-Magnesia	91,76	70,90	76,52	91,32
— Kalkerde	1,26	9,48	11,36	Spur
Kohlens. —	0,95	10,22	2,07	
Organische Materie	1,32	2,07	1,38	1,34
Wasser (Verlust)	4,71	7,33	8,67	7,34
	100,00	100,00	100,00	100,00

5. Bei dem Hunde kommen vier Varietäten von Blasensteinen vor, von welchen die eine Hälfte die phosphorsaure Ammoniak-Magnesia, die andere Hälfte das Cystin als Hauptbestandtheil enthält.

a. Die grossen gelblich weissen Blasensteine sind nicht selten, kommen einzeln vor und erreichen ein Gewicht bis über 15 Unzen; ihre gelblich weisse Oberfläche ist durch papillenartige Erhabenheiten oder durch Krystalle von phophors. Ammoniak-Magnesia rauh. Sie haben auf dem Durchschnitt deutliche Schichten, sind sehr fest, und ihr specif. Gewicht beträgt 1,463 bis 1,475. Sie bestehen aus [3]):

Phosphorsaurer Ammoniak-Magnesia	76,13	88,35
— Kalkerde	9,89	
Kohlensaurer —	4,40	2,80
Harnsäure	3,00	
Organischer Materie	2,53	1,50
Wasser (Verlust)	4,05	7,35
	100,00	100,00

b. Die weissen eckigen oder rundlichen Blasensteine kommen immer in Menge in der Blase vor, ihre Oberfläche ist weiss und glatt. Sie bestehen aus sehr innig verbundenen Schichten um einen gleichartigen Kern und haben ein specif. Gewicht von 1,41 bis 1,601.

c. Die gelblichen Cystinsteinchen sind sehr sel-

[1]) Sammlung der Thierarzneischule Nr. 3617.

[2]) Ebend. Nr. 3347, 2746, 991.

[3]) Ebend. Nr. 147, 1498.

ten, klein wie Mohnsamen, auch wie Erbsen; sie haben glatte, fettglänzende, gelbliche, nicht abfärbende Oberfläche, erscheinen auf dem Durchschnitt wachsglänzend, und lassen sich wie Wachs schneiden. Sie bestehen ganz aus Cystin und etwas Schleim, und haben ein specif. Gewicht von 1,777. (Nr. 1710).

d. Die cystinhaltigen Blasensteinchen gleichen den vorigen in Grösse und Gestalt, jedoch sind sie weisslich, kreideartig, rauh und abfärbend. Sie sind abwechselnd aus Schichten von Cystin und kohlensaurem Kalk zusammengesetzt, und haben ein specif. Gewicht von 1,623.

Die Analyse von *b* und *d* war nach Fürstenberg folgende:

	b [1])	
Phosphorsaure Ammoniak-Magnesia	81,56	Spur
— Kalkerde	8,17	
Kohlensaure —	3,80	14,68
Cystin		83,09
Organische Materie	2,80	1,15
Wasser	3,67	1,08
	100,00	100,00

Die Harnröhrensteine.

Sie sind gewöhnlich kleiner als die Nieren- und Blasensteine und kommen wahrscheinlich nur in der Harnröhre männlicher Thiere vor. Es ist nicht anzunehmen, dass sie in der Harnröhre entstanden, sondern dass sie aus den Nieren oder nur aus der Harnblase in die Harnröhre durch den Urin herabgespült und in dieser vielleicht auch vergrössert sind.

1. Die Harnröhrensteine des Pferdes werden am grössten, weil die Harnröhre am weitesten ist; sie erreichen einen Durchmesser von 1½ Zoll und ein Gewicht von 1 bis 2 Loth. Sie kommen in zwei Varietäten vor, nämlich

a) als braune, feste Steine mit deutlicher Schichtenbildung im Innern, und

b) als sedimentartige rundliche Massen, in welchen keine Schichten gebildet sind. Das specif. Gew. von *a* ist 2,203, das von *b* aber 2,297.

Der Hauptbestandtheil in beiden ist kohlensaure Kalkerde (74 bis 89 pr. C.), dann kohlensaure Magnesia (10 bis 5 pr. C.) und in *a* findet sich auch etwas oxalsaurer Kalk mit $\frac{1}{4}$ p. C. phosphorsaurer Kalkerde.

2. Die Harnröhrensteine des Rindes sind bei Ochsen sehr häufig; aber fast immer klein, jedoch nach Gestalt und Gehalt verschieden, so dass man 6 Varietäten unterscheidet.

a. Die grünlichen, metallisch glänzenden Steinchen sind den unter *c* beschriebenen Nierensteinchen des Rindes (S. 21) sehr ähnlich, jedoch weniger rund, von etwas grösserem specif. Gewicht, nämlich 3,122 bis 3,191. In den Bestandtheilen unterscheiden sie sich von jenen durch das Vorkommen von etwa $\frac{7}{10}$ p. C. Kieselsäure.

b. Die weissen runden, und

c. Die gelblich-weissen länglichen Harnröhrensteine kommen beide bei Ochsen oft, aber in der Regel einzeln vor.

Die unter *b* genannten erreichen die Grösse einer Erbse und haben eine höckerige Oberfläche; sie haben keine deutlichen Schichten und ein specif. Gew. von 1,597 bis 1,739.

Die bei *c* genannten Harnröhrensteine werden etwa 1 Zoll lang, 3—5 Linien dick, haben eine rauhe Oberfläche, hin und wieder mit kleinen Fortsätzen und bestehen aus deutlichen Schichten; das specif. Gewicht beträgt 1,5 bis 1,675. In beiden Varietäten ist Kieselsäure enthalten, in den letzten mehr.

Sie bestehen aus:

	b [1])		c [2])	
Kieselsäure	46,28	38,90	74,09	70,44
Kohlensaurem Kalk	27,89	36,43	2,64	
Organischer Materie	24,21	17,08	18,13	28,24
Wasser (Spur von Eisen)	1,62	7,59	5,14	1,32
	100,00	100,00	100,00	100,00

d. Die netzförmigen Harnröhrensteine sind die seltensten, und dadurch sehr ausgezeichnet, dass auf einer dünnen Platte ein Netzwerk von in einander geschobenen Krystallen oxalsaurer Kalkerde gebildet ist, welche überhaupt den Hauptbestandtheil bildet; ihr specif. Gewicht beträgt 3,440. Die Analyse ergab [3])

Oxalsaure Kalkerde	80,94
Kohlensaure —	9,87
Kohlensaure Magnesia	3,43
Organische Materie	4,22
Wasser	1,54
	100,00

e. Die gelbbraunen und

f. die schmutzig weissen Harnröhrensteine sind in ihren Bestandtheilen einander sehr ähnlich, obgleich jene klein, diese (als Harnröhrensteine) ungewöhnlich gross sind, denn die letzten werden bis 2 Loth schwer. Beide bestehen aus deutlichen Schichten, das specif. Gewicht von *e* ist 2,464, das von *f* 2,203.

Ihre Bestandtheile sind folgende:

	e [4])	f [5])
Kohlensaurer Kalk	85,08	86,05
Kohlensaure Magnesia	9,10	5,89
Phosphorsaurer Kalk	Spur	1,73
Organische Materie	3,17	4,89
Wasser (Eisenspur bei *e*)	2,65	1,44
	100,00	100,00

[1]) Samml. d. Thierarzneischule Nr. 1869 *a*.
[2]) Ebend. Nr. 1869 *b*.
[3]) Ebend. Nr. 1869 *c*.
[4]) Ebend. Nr. 2637.
[5]) Ebend. Nr. 1754.

3. Die Harnröhrensteine des Schafes werden seltener beobachtet; ob sie auch selten vorkommen, kann ich nicht entscheiden, weil die Gelegenheit, Schafe zu seciren, hier selten ist; ich selbst habe noch keinen gefunden. Sie sollen den Harnröhrensteinen des Rindes ähnlich sein, auch in Hinsicht auf das Vorkommen der Kieselsäure in ihnen [1]).

4. Die Harnröhrensteine des Schweines habe ich auch noch nicht gefunden, und die in der Sammlung der Thierarzneischule enthaltenen und von Fürstenberg untersuchten sind eingesandt worden, und es scheint mir, als ob dabei Irrthümer stattgefunden hätten, dass nämlich Vorhaut- oder Blasensteine für Harnröhrensteine gehalten worden sind. In Hinsicht auf die Bestandtheile sind sie diesen auch sehr ähnlich.

5. Die Harnröhrensteine des Hundes sind in den meisten Fällen Blasensteine, die nur mit dem Urin bis in die Harnröhre getrieben werden und am Ruthenknochen stecken bleiben. Die aus der hiesigen Sammlung von Fürstenberg untersuchten angeblichen Harnröhrensteine des Hundes sind denen des Rindes in jeder Beziehung so ähnlich, dass ich fürchte, es hat in den Etiquetten eine Verwechslung stattgefunden.

Die Vorhautsteine.

Diese Steine kommen bisweilen bei Pferden, sehr oft bei Schweinen vor, weil bei diesen Thieren ein Theil des Urins in dem Nabelbeutel leicht zurückbleibt.

1. Die Vorhautsteine des Pferdes sind meist länglich rund, über 2 Zoll lang und 1 Zoll dick, gegen 2 Loth schwer. Sie haben eine braune, rauhe Oberfläche, an welcher warzige und spitzige Erhabenheiten mit Krystallen von oxalsaurem Kalk vorkommen. Im Durchschnitt zeigt sich um einen sedimentartigen Kern eine unregelmässige Schichtenlagerung, und bei mässiger Cohärenz haben sie ein specif. Gewicht von 2,103.

[1]) Lassaigne, Recueil de médec. vétér. 1830. p. 445.

Sie bestehen nach Fürstenberg[1]) aus:

Kohlensaurem Kalk	70,94
Oxalsaurem Kalk	13,13
Phosphorsaurem Kalk	4,74
Schwefelsaurem Kalk	0,17
Kohlensaurer Magnesia	0,32
Organischer Materie	9,15
Wasser und einer Spur Eisen	1,55
	100,00

2. Die Vorhautsteine des Schweines sind länglich rund, bisweilen kugelförmig; sie erreichen die Grösse einer Haselnuss, selten die einer Wallnuss, sind an der weissen oder gelblichen Oberfläche durch kleine Krystalle von phosphorsaurer Ammoniak-Magnesia rauh. Auf dem Durchschnitt sieht man deutliche und regelmässige Schichtenlagerungen, welche aus denselben Krystallen bestehen. Sie werden bis etwa $1\frac{1}{2}$ Loth schwer und haben ein specif. Gewicht von 1,348 bis 1,410.

Die Analyse derselben[2]) ergab:

Phosphorsaure Ammoniak-Magnesia	88,65	90,14
Phosphorsaure Kalkerde	1,28	Spur
Kohlensaure Kalkerde	0,78	Spur
Organische Materie	2,19	2,58
Wasser (Verlust)	7,10	7,28
	100,00	100,00

Bei dem männlichen Rind und Schaf entstehen auch Steinchen an den Haaren, welche die Mündung der Vorhaut umgeben, und an welchen der Urin immer herabfliesst.

Die bei Ochsen gefundenen Steinchen sind wie Stecknadelköpfe, und erscheinen wie die auf eine Schnur gezogenen Perlen; sie sind gelbbraun, mässig fest, und haben ein specif. Gewicht von 1,325.

Die an der Wolle bei Schafböcken hängenden Steinchen sind einzeln an einem Haare und erreichen die Grösse

[1]) Magaz. f. d. ges. Thierheilk. X. 516. Samml. d. Thierarzneischule No. 3344.

[2]) Ebend. No. 2788. 1153.

einer Erbse. Sie sind gelblichweiss, haben auf dem Durchschnitt deutliche Schichten und ein specif. Gewicht von 1,343.

Diese Steinchen enthalten:

	vom Ochsen.	vom Scharbock.
Phosphorsaure Ammoniak-Magnesia	51,63	89,05
Oxalsaure Kalkerde	11,15	Spur
Kohlensaure Kalkerde	2,40	3,45
Organische Materie	27,78	4,56
Wasser (Verlust)	7,04	2,94
	100,00	100,00

Zu §. 38. S. 40.

1. Die Darmconcremente des Pferdes sind in Grösse und Farbe etwas verschieden, so dass man drei Varietäten annehmen kann, nämlich:

a. aschgraue Concremente, die ein specif. Gewicht von 1,539 bis 1,548 haben;

b. braune Concremente, deren specif. Gewicht 1,515 beträgt.

Beide sind nicht gross, sie haben 3—4 Zoll im grössten Durchmesser und zeigen im Innern Schichtenlagerungen.

c. Die grossen Concremente haben 6—8 Zoll im grössten Durchmesser, zeigen auf dem Durchschnitt keine Schichten und ihr specif. Gewicht beträgt 1,446 bis 1,565.

Bei der Analyse fand Furstenberg folgende Bestandtheile:

	a.	*b.*	*c.*
Phosphorsaure Ammoniak-Magnesia	65,40	60,94	58,55
Phosphorsaure Kalkerde	3,50	5,31	12,90
Kohlensaure Kalkerde	—	1,56	0,85
Kieselsäure	3,33	4,20	5,50
Thonerde	0,30	—	0,55
Chlornatrium	—	1,20	—
Schwefelsaures Kali und Chlorkalium	—	—	1,25
Haare, Schleim und Pflanzenfaser	13,00	15,39	16,91
Wasser, Spur von Eisen	14,47	11,40	3,49
	100,00	100,00	100,00

2. Die Haarbälle des Rindes, die scheinbar fast nur aus verfilzten Haaren bestehen, enthalten nach Fürstenberg's Untersuchung nur etwa 40 pCt. davon, und fast 60 pCt. anorganische Bestandtheile; der schwarze, glänzende Ueberzug besteht aus ungefähr $^1/_5$ organischer und $^4/_5$ anorganischer Materie. Das specif. Gewicht ist 0,723.

Sie enthalten:

	der ganze Haarball.	der schwarze Ueberzug allein.
Phosphorsaure Ammoniak-Magnesia	30,40	34,02
Phosphorsaure Kalkerde	18,54	32,90
Kohlensaure Kalkerde	5,75	7,90
Kieselsäure	1,90	1,05
Chlornatrium	0,38	—
Haare und Schleim	40,60	—
Organische Materie	—	21,20
Wasser, Spur von Eisen	2,43	2,93
	100,00	100,00

Auch bei Hunden entstehen aus den verschluckten Haaren bisweilen längliche oder runde Haarbälle, die gewöhnlich im Dickdarme vorkommen.

Zu §. 39. S. 43.

Selbst bei dem sonst regelmässig gebildeten Fötus entsteht eine allgemeine Hautwassersucht, wovon Lehnhardt [1]) ein Beispiel von einem Ziegenfötus mitgetheilt hat.

Zu §. 40. S. 44.

Bei fetten Schweinen, wenn sie auf gefrorenem Boden, oder überhaupt lange und anhaltend getrieben wurden, fand G. W. Schrader [2]) in dem lockern Zellgewebe zwischen den Rippen und den Muskeln der Schulter und des Oberarms grosse, wässerige, mit Blut gemischte Ergiessungen. Das Fleisch hat in der Nähe ein rothbraunes, widriges Ansehen und ist ungeniessbar.

[1]) Magaz. f. d. ges. Thierheilk. IX. S. 478.

[2]) Zeit. f. Pferdeliebh. v. Wachenhusen. 1832. No. 26. S. 204.

Zu §. 41. S. 41.

Eine über den ganzen Rumpf verbreitete Windgeschwulst beobachtete Kreisthierarzt Schrader [1]) bei einer Kuh. Die Ursache war zwar nicht zu ermitteln, aber für Milzbrand war es nicht zu halten; zugleich war auch die Verdauung ganz unterdrückt. Die Krankheit hielt fast 14 Tage an, wurde aber gehoben, jedoch zeigten sich gegen das Ende derselben längs des Ruckens flache, harte, warme und schmerzhafte Geschwülste von der Grösse eines Thalers, die aber auch verschwanden.

Es entstehen endlich auch Windgeschwülste bei Verletzungen der Haut und bei durchdringenden Brustwunden, wovon die ersten gewöhnlich gefahrlos sind. Dass aber auch eine einfache Hautverletzung eine tödtliche Windgeschwulst herbeiführen kann, ist durch einen von Smith [2]) bei einem Pferde beobachteten Fall dargethan.

Vor §. 42. S. 44.

Die acute Zellstoff-Entzündung kommt bei Pferden und Rindern vor, ist bisweilen über einen beträchtlichen Theil des Körpers verbreitet und gewöhnlich mit Hautentzündung verbunden. Die Krankheit geht leicht in Eiterung über, und es bilden sich dann an den betroffenen Stellen Abscesse, von welchen leicht eine Eiterversenkung stattfindet. Auch der Brand des Zellgewebes erfolgt nach dieser Entzündung, und es werden dann aus der Abscessöffnung mehr oder minder grosse Lappen von abgestorbenem Zellstoff ausgestossen oder hervorgezogen. Beobachtungen uber diese Krankheit haben wir von Sauberg [3]) und Baumeister [4]).

Vor §. 44. S. 46.

Im Zellgewebe in verschiedenen Körpergegenden ent-

[1]) Magaz. f. d. ges. Thierheilk. VIII. S. 77.

[2]) The Veterinarian. 1840. Juni. Magaz VII. S. 119.

[3]) Magaz. f. d. ges. Thierheilk. X. S. 116.

[4]) Repertor. d. Thierheilk. II. S. 4.

stehen auch Fettgeschwülste, namentlich fand sich bei einem Kalbe in einer Achselhöhle und bei einem jungen Pferde auf der Croupe eine beträchtlich grosse Fettgeschwulst. Die letzte bedeckte bei dem dreijährigen Thiere die ganze linke Hälfte des Beckens. Nach der Operation starb das Thier an Entkräftung, und die Muskeln der Croupe waren theils verdrängt, theils gedehnt [1]).

Zu §. 44. S. 47.

Zu den Krankheiten der Schleimbeutel gehört endlich noch die sogenannte Genickbeule oder Maulwurfsgeschwulst, indem der auf dem Atlas und unter dem Nackenbande liegende grosse Schleimbeutel eine dickliche, eiweissartige Flüssigkeit enthält. Das Uebel entsteht meist durch Quetschung, wahrscheinlich auch durch Metastase.

Zu §. 48. S. 51.

Es ist jedoch nicht immer bei der acuten Entzündung das ausgeschwitzte Serum trübe, sondern ziemlich klar; dann hat sich aber der Faserstoff in festeren Massen abgeschieden, während er im ersten Falle in kleinen Partikelchen im Serum schwimmt, wodurch dieses trübe erscheint.

Zu §. 52. S. 54.

Bei Rindern kommt die Ausdehnung der Sehnenscheiden an den Vorderbeinen, besonders an der vordern Fläche am Gelenk der Vorder-Fusswurzel und am Mittelfusse vor, weil diese Thiere sowohl auf diesen Theilen liegen, als beim Aufstehen sich darauf stützen, und wenn die Thiere auf gedieltem oder gepflastertem Boden ohne hinreichende Streu liegen müssen, so werden diese Theile bedeutend gequetscht. In der hiesigen Sammlung befinden sich zwei Präparate [2]) der Art, an welchen die Ausdehnung der Sehnenscheiden enorm ist; bei einem derselben enthielten sie

[1]) Magaz. XII. S. 57. No. 366.
[2]) Samml. d. Thierarzneisch. No. 2642 u. 2855.

8 Pfund $13\frac{1}{2}$ Loth trübe Flüssigkeit und 2 Pfund 28 Loth geronnenen Faserstoff, und der ganze Fuss (mit Haut und Knochen, am Gelenk der Vorderfusswurzel abgeschnitten) wog 29 Pfund 10 Loth. Die Oberhaut besteht aus dicken Hornlagen, besonders am Gelenk der Vorderfusswurzel.

Zu §. 54. S. 56.

Eine interessante Beobachtung über die Zerreissung des Zwischenknochenbandes des Unterschenkel- und Wadenbeines am linken Hinterschenkel eines Reitpferdes hat Behnke [1]) mitgetheilt. Durch die heftige Wirkung des langen Zehenbeugers bei einer Anstrengung war das Band von unten nach oben zerrissen und die untere Spitze und den Körper des Wadenbeins fand man bei dem getödteten Pferde noch am langen Zehenbeuger befestigt, aber nach hinten zwischen die Muskeln der Wade eingedrungen, wo es eine sulzige Ergiessung veranlasst hatte.

Zu §. 55. S. 56.

In der fibrösen Binde des Oberschenkels kommen bei Pferden bisweilen flache Knochenstücke [2]) verschiedener Grösse vor, die auf die darunter liegenden Muskeln drükken. Wahrscheinlich sind vorausgegangene Quetschungen und Extravasate die Veranlassung zu diesen Knochenplatten.

Zu §. 63. S. 63.

In der neueren Zeit ist der (unrichtig) sogenannte partielle Hautbrand mehrfach bei Pferden und Rindern beobachtet worden. Es betraf aber immer nur die Hautstellen, an welchen die Haare von Natur weiss waren (nicht die mit weissen Haaren besetzten Stellen, die nach Satteldrükken entstehen), daher litten auch Schimmel am meisten, obgleich sie nicht die ganze Haut verloren. Es ging immer ein Allgemeinleiden, besonders der Verdauungsorgane, auch Augenentzündung oder Erkältung voraus, dann erfolgte die

[1]) Magaz. f. d. ges. Thierheilk. XII. S. 82.

[2]) No. 2554. 2649. 2832. des hies. Mus.

Entzündung der Hautstellen, worauf bald eine Verdickung der Oberhaut eintrat, und die bisweilen aus dicken Hornlagen bestehenden Oberhautstücke wurden bisweilen mit, bisweilen ohne Eiterung abgestossen. In keinem Falle aber wurden die Haarsäckchen zerstört, weshalb die Krankheit nicht Brand der Lederhaut sein konnte, denn es bildeten sich in kurzer Zeit neue, den früheren gleiche Haare. Steiner [1]), Schrebe [2]) und Burmeister [3]) sahen diese Krankheit bei Pferden, und hielten das mit Mehlthau befallene Grünfutter (besonders Wicken) für die Gelegenheitsursache.

Bei Rindern wurde dieser, auf die weissbehaarten Hautstellen beschränkte Krankheitszustand von van Gemmeren [4]), Erdt [5]), Wilcke [6]) und Fehlhauer [7]) beobachtet.

Bei Schweinen ist der wirkliche Hautbrand, jedoch nicht so eingeschränkt, beobachtet worden, und in dem von Müller [8]) mitgetheilten Falle fielen auch beide Hinterbeine im Sprunggelenk ab, so dass der Brand auch die Sehnen und Bänder ergriffen hatte. In einem von Sheerwood [9]) beobachteten Falle fielen grosse Hautstücke nach und nach ab.

Zu §. 64. S. 63.

Ob die an der Brust des Pferdes bisweilen vorkommende Geschwulst, welche den Namen Brustbeule erhalten hat, auch zu den Quetschungen der Haut zu zählen ist, oder ob sie nicht vielmehr von inneren Ursachen (durch Metastase) entstanden ist, bedarf noch der genaueren Ermittelung.

[1]) Magaz. f. d. ges. Thierheilk. IX. S. 53.
[2]) Ebend. IX. S. 479.
[3]) Ebend. X. S. 112.
[4]) Nach brieflicher Mittheilung.
[5]) Magaz. f. d. ges. Thierheilk. VI. S. 303.
[6]) Ebend. IX. S. 204.
[7]) Ebend. VIII. S. 469.
[8]) Ebend. VIII. S. 468.
[9]) The Veterinarian. 1843. p. 195.

Zu §. 66. S. 65.

Andere an den Eutern der Kühe vorkommende Ausschläge, z. B. die blauen, schwarzen, bernsteinfarbigen und Windpocken etc., haben mit den ächten oder eigentlichen Kuhpocken nichts gemein, als das Vorkommen an den Eutern. Die besten der neueren Beobachtungen über die Kuhpocken sind die von Numan [1]), Hering [2]), Giese [3]) und Verhujln.

Zu §. 69. S. 68.

Bei jeder Thierspecies kommt eine eigene Art von Räudemilben (*Sarcoptes*) vor, die nach der Thierspecies benannt ist, z. B. *Sarc. equi, bovis, ovis* etc. Bei der Räude des wilden Schweines fanden wir hier auch die Räudemilben sehr zahlreich, und sie kommen höchst wahrscheinlich auch bei Hausschweinen vor.

Zu §. 74. S. 73.

Andere Beobachtungen von sogenanntem Blutschwitzen [4]) sind in neuerer Zeit noch mehrfach gemacht worden, namentlich von Brunswig [5]), Rossignol [6]) und von mir bei Pferden; von Fass [7]) und Gaspard [8]) bei Rindern. Nur in dem von Brunswig beobachteten Falle wurde es tödtlich, und bei der vierjährigen Stute, die Rossignol beob-

[1]) Verhandeling over de Koepokken etc. m. platen. Utrecht 1831. Als Auszug mitgetheilt von Prinz, im Magaz. f. d. ges. Thierheilk. V. S. 28.

[2]) Ueber Kuhpocken an Kühen. M. Abb. Stuttg. 1839.

[3]) Beobachtungen über Kuhpocken an Kühen. Im Magaz. f. d. ges. Thierheilk. X. S. 61. M. Abb.

[4]) Ob das Blut (denn als solches habe ich es durch's Microscop erkannt) aus den Schweisskanälen kommt, ist noch gar nicht erwiesen.

[5]) Magaz. f. d. ges. Thierheilk. II. S. 442.

[6]) Recueil de Médec. vétér. 1844. (Repertor. VI. 64.)

[7]) Magaz. I. S. 473.

[8]) Receuil. 1844. (Repertor. VI. 58.)

achtete, kam es nur am linken Vorderfessel vor, wenn sie im Trabe geritten worden war.

An der Haut der unteren Fläche des Schwanzes bei Kühen, in der Nähe des Afters, ist eine Verdickung der Haut mit allmäliger Ausbildung eines Blutschwammes vorgekommen. Die Krankheit entsteht langsam, ohne bekannte Ursachen, und der Blutschwamm erreicht mit der Zeit ein bedeutendes Gewicht. In einem von Lehnhardt [1]) beobachteten Falle war die Geschwulst 30 Pfund schwer, bei einem andern mir jüngst von Sidamgrotzky übersandten Schwanze wog sie 14 Pfund. Die Thiere werden am meisten durch die Schwere belästigt, indem sie den Schwanz bei der Koth- und Urinentleerung nicht mehr heben können.

Zu §. 75. S. 74.

Sehr beträchtliche Massen von hornartiger Oberhaut fand ich auch auf den weissbehaarten Hautstücken eines Ochsen, welche in Folge von sogen. Hautbrand (s. oben S. 37) abgefallen waren. An der Haut des Vorderfusswurzelgelenks (Vorderknie) einer Kuh [2]), die an enormer Ausdehnung der Sehnenscheiden litt, war auch die Oberhaut zu vielen Hornplatten vermehrt, und zwar durch den anhaltenden Druck auf die Haut beim Liegen.

Eine eigenthümliche, besonders auf Hautnarben vorkommende Wucherung der Oberhaut hat Muyschel [3]) unter dem Namen: austerschaalenartige Bildung beschrieben.

Unter dem Namen Hauthörner (*Cornua cutis*) kommen bei den Hausthieren (auch Vögeln) zweierlei hornige Erzeugnisse der Haut vor.

Die erste und am häufigsten vorkommende Art besteht in hornigen Auswüchsen von verschiedener Grösse und Gestalt, und befindet sich an irgend einer Stelle der Haut, frei, d. h. nicht eingeschlossen, und entsteht wahrscheinlich

[1]) Magaz. IX. S. 472.

[2]) Samml. d. Berl. Thierarzneischule No. 2642.

[3]) Magaz. f. d. ges. Thierheilk. IX. S. 393.

hier als abnormes Produkt, wie die sogen. Kastanien oder Hornwarzen bei Pferden als normale Gebilde entstehen, nur mit dem Unterschiede, dass bei jenen das Horngewebe sich in Fasern streckt (wie die Haare), bei diesen aber in Lamellen sich verdichtet.

Die zweite und seltnere Art entsteht in Balggeschwülsten, die wahrscheinlich den Haar-Balggeschwülsten ähnlich sind. Anstatt aber, dass die Haare in den letzten gesondert bleiben und sich immer wiedererzeugen, verkleben sie bei der Entstehung eines Hauthorns zu einer soliden Masse, an welcher die faserige Structur unverkennbar ist. Kein Hauthorn hat mit einem auf den Stirnzapfen der Wiederkäuer entstandenen Horne in Hinsicht auf den mikroskopischen Bau die geringste Aehnlichkeit.

Zu §. 76. S. 75.

Zwei dergleichen Hauthörner von Pferden befinden sich in der Sammlung der hiesigen Thierarzneischule, von welchen das eine an der inneren Fläche des rechten Ohres einer 8jährigen Stute [1]), das andere am rechten hintern Fesselbein eines Fohlens [2]) gefunden wurde.

Ob die von Otto in Oxford gesehenen Hörner nicht zu der zweiten Art gehören, ist zweifelhaft.

Dasselbe gilt von einem Falle, den der Kreis-Thierarzt Vossl. mir mitgetheilt hat. Das abnorme Horn befand sich bei einer Kuh zwischen dem linken Auge und dem normalen linken Horn; es war damals 5 Z. lang und hatte an der Basis $1\frac{1}{2}$ Zoll Durchmesser; später soll es 9 Zoll lang, $2\frac{1}{2}$—3 Pf. schwer geworden sein und 4—5 Zoll Durchmesser am Grunde gehabt haben.

Ein kleines Horn vom Bauche einer Kuh [3]) ist auch in unserer Sammlung.

Bei Schafen wurde die Hornbildung an den Ohren beobachtet; ein Fall der Art befindet sich in der hiesigen

[1]) Samml. der Thierarzneischule Nr. 2991.

[2]) Ebend. Nr. 3691.

[3]) Ebend. Nr. 3898.

Sammlung [1]) und Otto [2]) fand an der rechten Seite ein etwas über 4 Zoll langes Horn.

Ueber das Vorkommen von Hörnern bei Ziegen an der rechten Seite der Brust und an einem Schenkel hat Aldrorandi [3]) zwei Beobachtungen aufbewahrt.

Bei Hunden fand man Hauthörner auf der Stirn [4]) an der inneren Fläche des rechten Ohres, 1½ Zoll lang [5]) und in der Flankengegend [6]).

Ein Hauthorn der zweiten Art, welches in einer Balggeschwulst wurzelte und an der linken Seite des Halses eines 7jährigen Zugochsen sich befand, habe ich beschrieben und abgebildet [7]). Auch der von R. André [8]) mitgetheilte Fall, wo auf dem linken Ohre eines erwachsenen Schafes ein Horn sich gebildet hatte, scheint hierher zu gehören.

Zu §. 78. S. 77.

Ueber das consensuelle Verhalten der Geschlechtstheile zu den Hörnern ist bekannt, dass der jung kastrirte Schafbock gar keine Hörner, der Ziegenbock dagegen stärkere und schwerere Hörner bekommt. Wird das Stierkalb jung kastrirt, so werden die Hörner länger als bei dem erwachsenen Stier, wird nur ein Hode entfernt, so bildet sich an dieser Seite ein (längeres) Ochsenhorn, an der unverletzten Seite ein Stierhorn. Wird aber der Stier erst kastrirt, nachdem die Hörner schon vollständig sind, so bleiben sie auch bei dem Kastraten unverändert. — Sind bei weiblichen Rindern die Geschlechtstheile mangelhaft, oder wer-

1) Samml. d. Thierarzneischule Nr. 2127.
2) Seltene Beobacht. zur Anatomie etc. gehörig I. S. 109.
3) Historia de quadruped. bisulc. Lib. I. p. 657.
4) Kundmann, rariora naturae et artis item in re medica, oder Seltenheiten etc. S. 821.
5) Peschel, mündliche Mittheil.
6) Sammlung etc. Nr. 3138.
7) Magazin f. d. gesammte Thierheilkunde III. S. 352.
8) Oekonom. Neuigkeiten. 1824. II. S. 625, mit Abbild.

den sie jung kastrirt, so bekommen sie auch grössere Hörner, als gewöhnliche Kühe [1]).

Eine sehr mangelhafte Bildung der Hörner beim Rindvieh wird auch dadurch bedingt, dass den 2—6 Wochen alten Kälbern, wenn die Hörner sich zu bilden anfangen, die Haut und Knochenhaut an diesen Stellen zerstört wird. Die nun entstehenden Hörner sind klein, unregelmässig und mit der Stirn nur durch die Haut verbunden, so dass sie schlaff herabhängen. Sie haben zwar einen knöchernen Zapfen zur Grundlage, aber dieser ist mit dem Stirnbein nicht verwachsen [2]). Diese fehlerhafte Bildung kommt bei der Galoway-Race in Schottland bisweilen angeboren vor.

Zu §. 79. S. 78.

Auch ohne vorausgegangene Krankheit und überhaupt ohne bekannte Ursachen gehen die Haare aus, wovon Koller [3]) einen Fall mitgetheilt hat. Eine trächtige Stute verlor alle Haare, mit Ausnahme der Mähne und des Schopfes, ohne dass sie sich krank zeigte. Das demnächst geborne Fohlen war ebenfalls ohne Haare.

Zu §. 84. S. 82.

Auch bei dem sogen. Bärenfuss der Pferde, bei welchem das Thier mit der hinteren Fläche bis zum Fesselgelenk die Erde berührt, wird die Wand des Hufes ungewöhnlich lang.

Bei Hunden krümmen sich die verlängerten Krallen in die Haut zurück und erregen dadurch Wundwerden und Schmerzen.

[1]) Vergl. Numann, bydrage tot de ontleedkundige en physiologische Kennis der horens van het rundvee, met vier platen. Amsterdam, 1847. p. 47 ff.

[2]) Numann a. a. O. S. 60

[3]) Repertorium der Thierheilk. III. S. 306.

Zu §. 85. S. 83.

Bei dem sogen. Hornblattbruch (Vatel) schwindet zwar das Hufbein, aber es wird kein Hinken verursacht, weil die Zunahme des Horns und das Schwinden des Hufbeins nur allmählig geschehen.

Zu §. 86. S. 84.

Bisweilen trennt sich aber nur die Hornsohle von der sogen. Fleischsohle, und Kirchner[1]) theilte die an einer Kuh gemachte Beobachtung mit, wo über der noch vorhandenen, aber durch Eiter getrennten Hornsohle schon eine neue sich gebildet hatte, welche von der alten 1 Zoll abstand und völlig fest war.

Bei dem Rinde kommt auch an der untern Fläche der Hornsohle, und, wie Bombach[2]) bemerkte, nur an der inneren Klaue die Oeffnung eines Fistelgeschwüres vor, das er Ballengeschwür nennt. Das Uebel zeigte sich nur bei Kühen, die ununterbrochen auf der Weide gingen, und die zu geringe Abnutzung des Horns wird als veranlassende Ursache betrachtet, indem Druck auf die Gefässhaut, daher Entzündung und Eiterung entsteht.

§. 87. S. 85.

Statt der Bezeichnung: Strahlkrebs, hat Eichbaum (Magaz. für d. ges. Thierheilk. XII. S. 272) den allerdings besseren Namen: bösartige Strahlfäule vorgeschlagen, indem das Uebel mit dem eigentlichen Krebs nichts gemein hat.

Zu §. 88. S. 86.

Schrader (der Grossvater) sah bei einem 6 Jahr alten Pferde nur die Zangenzähne im Ober- und Unterkiefer, so dass das Thier überhaupt nur 4 Schneidezähne hatte. Sie hatten eine ungewöhnliche Länge und Breite,

[1]) Magaz. f. d. ges. Thierheil. X. S. 426.

[2]) Ebend. IX. S. 190.

denn die unteren waren 3 Zoll lang und sie trafen auf den Gaumen, wodurch das Kauen so sehr gestört wurde, dass sie ausgezogen werden mussten [1]).

Bei einem dreijährigen Fohlen, welches mangelhaft gebildete, namentlich nach vorn und oben zusammengeschobenen Zwischenkieferkeime hatte, liegen die Zahnhöhlen der Zangen- und Mittelzähne zu nahe aneinander, und die allein hervorgekommenen Mittelzähne liegen unter, statt neben den Zangen, und die letzten sind mit ihren Kronenrändern einander entgegengekrümmt [2]).

Bei einem Bulldog ist der vierte rechte Backenzahn im Oberkiefer nicht durchgebrochen, sondern er liegt an der innern Seite des fünften in einer besondern Zahnhöhle [3]). Ueber das Vorkommen von Zähnen in Balggeschwülsten s. oben S. 8.

Vor §. 89. S. 86.

Eine veränderte Lage und Stellung der Knochen zu einander kommt sowohl bei den Zähnen, als auch bei den beweglich verbundenen Knochen des Skeletes vor.

Die Lage einzelner Zähne ist bisweilen so verändert, dass die Längenachse gerade umgekehrt ist, wobei die hintere Fläche nach vorn gekehrt ist und die vordere nach hinten. Ich fand dies an dem linken Eckzahne [4]) und an dem linken Hakenzahne [5]) im Unterkiefer bei zwei Pferden. Nachtheiliger als diese fehlerhafte Bildung ist das ungleiche Abreiben der Zähne, indem bei den Pflanzenfressern der äussere Rand der Backenzähne des Oberkiefers oder der innere an den Backenzähnen des Unterkiefers zu hoch ist, wodurch die Seitenbewegung des Unterkiefers sehr erschwert ist und durch die Spitzen eine Verletzung der Backen und der Zunge entsteht. Die Backenzähne sind

[1]) In Wachenhusens Zeitung für Pferdeliebh. 1832. S. 210.
[2]) Sammlung No. 3677.
[3]) Ebend. No. 3692.
[4]) Ebend. No. 737.
[5]) Ebend. No. 2546.

ungewöhnlich lang, wenn entweder der entsprechende Zahn im entgegengesetzten Kiefer fehlt, so dass keine Abreibung erfolgt, oder wenn das Abreiben nur an den Seiten- und nicht an den Kauflächen geschehen ist. Dieser letzte Fall betrifft meist nur die Zähne einer Seite und diese Zähne bringen dann Verletzungen im gegenüber stehenden Kiefer hervor, namentlich verletzen die Zähne des Unterkiefers den harten Gaumen. In der hiesigen Sammlung ist ein solcher Pferdekopf [1]) und Bouley [2]) beschreibt auch einen solchen Fall.

Zu §. 90. S. 88.

Eine scheinbare Verrenkung der Halswirbel kommt bei Pferden vor, deren Kopf und Hals durch Verwickelung im Halfterstrick verdreht worden ist. Der Hals ist dann nach einer Seite gekrümmt und die Thiere können ihn nicht, oder doch nur höchst beschwerlich bewegen. Spooner und ihm beistimmend Schrader [3]) halten diesen Zustand nicht für wirkliche Verrenkung, sondern für Muskel-Contraction, und die hier beobachteten Fälle sprechen auch für diese Ansicht.

Zu §. 91. S. 89.

Auch Havemann sah bei einem 5jährigen Hengste die Verrenkung des Oberschenkels. Er bemerkte am lebenden Thiere, dass der kranke Schenkel oben dicker war als der gesunde (wegen des Hervorstehens der Umdreher), der Fuss stand etwas auswärts und war auch kürzer als der andere. Bei der Section fand man den Knorpel am Gelenkkopfe und an der Pfanne ganz geschwunden, das runde Band gerissen, den Pfannenrand abgescheuert, und an einigen Stellen hatte sich schon viel neue Knochenmasse gebildet [4]).

[1]) Samml. No. 764.

[2]) Recueil de médec. vétér. 1843. Octbr. p. 683.

[3]) Magaz. f. d. ges. Thierheilk. V. S. 375.

[4]) Schrader in Wachenhusen's Zeischr. f. Pferdeliebh. 1832. S. 211.

Schrader [1]) behandelte eine trächtige Stute, die häufig an Verrenkung beider Kniescheiben litt. Durch scharfe Einreibungen wurde dies völlig und ohne Rückfall beseitigt. Auch Godwin [2]) beobachtete diese Verrenkungen oft bei Pferden mit schlaffen Muskeln, namentlich nach der Influenza. Manche hielten diesen Zustand für Krampf der Auswärts- und Einwärtszieher des Unterschenkels, weil diese Muskeln stärker zusammengezogen, während ihre Antagonisten (der gerade und die dicken Schenkelmuskeln) durch die Verrenkung gedehnt waren.

Zu §. 92. S. 91.

Es kommt aber das wirkliche Buckligsein (*gibbositas*) auch bei den Thieren vor, und in der hiesigen Sammlung befindet sich ein Rumpf und ein Skelet von zwei buckeligen Pferden. Das letzte ist 6 Fuss lang und die Wirbelsäule ist vom 9. bis 14. Ruckenwirbel in einem spitzigen Winkel so stark nach oben und links gebogen, dass hier der Raum zwischen dem Brustbeine und der Wirbelsäule 18 Zoll beträgt, während bei einem normalen Skelete gleicher Grösse dieser Raum nur 15 Zoll beträgt. An den aufwärts gedrängten Rückenwirbeln sind die Körper theilweise geschwunden.

Zu §. 94. S. 93.

Bei dem Spat zeigen sich die ersten Zeichen der Entzündung und die darauf folgende Verwachsung zwischen dem grossen und kleinen schiffförmigen Beine (*os naviculare et cuneiforme tertium*).

Zu den abnormen Verbindungen gehört auch die Verwachsung der Zähne unter einander. In der hiesigen Sammlung befindet sich ein Kopf eines fast 3jährigen Fohlens [3]), an welchem der Zangen- mit dem Mittelzahn an

[1]) Schrader in Wachenhusen's Zeitschr. f. Pferdeliebh. 1832. S. 211.

[2]) The Veter. 1845. p. 142. Repertor. VI. S. 300.

[3]) Sammlung No. 2409.

jeder Seite sowohl an der Krone, als auch zum Theil an der Wurzel verwachsen ist. Sie sind natürlich beide gleichzeitig durchgebrochen, jedoch würde der Zahnwechsel wahrscheinlich sehr schwer gewesen sein, indem der Ersatz-Mittelzahn noch nicht so weit ausgebildet ist, wie der Ersatz-Zangenzahn.

Zu §. 95. S. 93.

Der Knochenriss geht oft dem wirklichen Knochenbruche einige Zeit voraus, indem die früher einwirkende äussere Gewalt nur jenen, eine spätere, oft viel geringere Gelegenheitsursache erst den wirklichen Bruch herbeiführt.

Zu §. 96. S. 94.

Die jetzt angenommene Erklärung über die Heilung der Knochenbrüche ist folgende: Nachdem nun das Blut-Extraversat durch Resorption etwas vermindert ist, entwickelt sich in den verletzten Weichgebilden, welche den gebrochenen Knochen umgeben, mithin auch in der Beinhaut, eine exsudative Entzündung. Durch das Exsudat verschmelzen die Weichgebilde unter einander und bilden eine Art von Kapsel um den gebrochenen Knochen. An der dem Knochen zugewandten Fläche dieser Kapsel und der ebenfalls entzündeten Markhaut des Knochens entsteht eine Ausschwitzung, die röthlich, halbflüssig ist, nach und nach fester wird und sowohl die Bruchenden, als auch den übrigen Knochen, so weit die Knochenhaut abgetrennt ist, umgiebt. Man nennt dieses die mittlere Substanz (*substantia intermedia*). Sie wandelt sich in eine zelligfaserige Masse um und füllt die Räume zwischen den Bruchenden (oder Bruchstücken) aus; während die entzündeten Weichgebilde wieder zum Normalzustande zurückkehren. Hierauf tritt in den Knochen selbst eine Entzündung auf, und zwar da zuerst, wo die Knochenhaut noch mit ihm verbunden ist, wo er mithin Blutzufluss hat, und im Innern des Knochens da, wo die Gefässe des Knochens mit denen der Markhaut noch in Verbindung sind. Hierbei wird eine weisslich-röthliche, durchscheinende, gallertartige Flüssigkeit ausgeschwitzt, welche Gefässe erhält und allmählig in organisirte Substanz übergeht, namentlich dort zuerst zu Knorpel und dann zu Knochen wird, wo die Ausschwitzung angefangen hat, und bis zur Bruchstelle fortschreitet. Daher werden auch die Hohlräume der Knochen mit derselben Substanz ausgefüllt, und die Höhle eines gebrochenen Röhrenknochens hat aufgehört zu bestehen. Indem der Callus von beiden Enden her der Bruchstelle entgegenwächst, findet eine Vereinigung statt, doch so, dass dieser Callus von den eigentlichen Bruchenden durch die weiche Zwischenmasse noch getrennt ist. Diese von der äusseren Fläche des Knochens herrührende Callusmasse wird die erste Callusbildung genannt. Um die Bruchenden aber wirklich zu vereinigen, geschieht an ihren Rändern ebenfalls die Ausschwitzung einer bildsamen Masse, die erst knorpelig, dann knöchern wird, und dieser etwas später entstandene Callus verbindet sich mit dem ersten sehr fest, ist aber weicher als der erste, und unterscheidet sich daher von ihm. Diese zweite Callusbildung erfolgt langsamer als die erste, und die Beendigung richtet sich auch nach der Entfernung, in welcher die Bruchenden von einander abstehen. Während der Verdichtung des Callus nimmt auch die Entzündungsgeschwulst in den Weichtheilen ab, auch wird in den meisten Fällen der in den Hohlräumen (Markröhre) enthaltene Callus wieder resorbirt und die Markröhre wird wieder hergestellt. Der anfangs unebene Callus wird an seiner äusseren Fläche mit der Zeit ebener, erhält eine eigene Knochenhaut und bekommt nach und nach immer mehr die Beschaffenheit des gesunden Knochens.

Dieser hier geschilderte Vorgang bei der Heilung gebrochener Knochen durch die erste Vereinigung ist von Miescher [1]) durch Versuche an Thieren festgestellt worden.

Eine zweite Art der Heilung eines gebrochenen Knochens ist die, mit welcher Eiterung verbunden ist. Hier

[1]) De inflammatione ossium eorumque anatome generali. Berol. 1836. 4to. c. tab. IV.

erfolgt zwar die erste Callusbildung, aber nicht die zweite, denn statt der plastischen Exsudation an den Bruchenden und an der inneren Fläche der aus den Weichgebilden entstandenen Kapsel bildet sich Eiter. Die zweite Callusbildung erfolgt erst später. Bei den Hausthieren ist mir diese Art der Heilung der gebrochenen Knochen nicht bekannt.

Zu §. 98. S. 97.

Es ist jedoch zu bemerken, dass die Regeneration nur dann stattfinden kann, wenn wenigstens noch ein Theil gesund und lebend bleibt, denn von diesem aus geht durch exsudative und supparative Entzündung die Neubildung des Knochens vor sich.

Zu §. 99. S. 98—99.

Bei kollerigen Pferden, die mit dem Kopfe an harte Gegenstände anrennen, erfolgen bisweilen Risse an der Schädelbasis, und der Tod erfolgt theils durch Gehirnerschütterung, theils durch Extravasat der gerissenen Blutleiter.

Noch andere Fälle von gelungener Heilung des gebrochenen Unterkiefers haben Schaeven [1]), Vormeng [2]), Malor [3]) und Marcel [4]) mitgetheilt. — Gielen [5]) fand an dem Kopfe eines $3\frac{1}{2}$ Jahr alten Fohlens den Gelenk- und Kronenfortsatz bis gegen den letzten Backenzahn abgebrochen, die Bruchenden durch faserig-elastische Masse vereinigt, und ein fehlender Theil des Knochens, besonders des Kronenfortsatzes, dadurch ergänzt. Der Bruch war schon vor drei Jahren erfolgt.

Der von Lord [6]) angeführte Fall bezieht sich wahrscheinlich auf die kleinen Kieferbeine; in drei Wochen soll

[1]) Magaz. VI. 455.
[2]) Ebend. VIII. 76.
[3]) The Veterinarian. Febr. 1842.
[4]) Journ. de médec. vétér. de Lyon. II. 272.
[5]) Magaz. II. 375.
[6]) The Veterinarian. 1843. p. 96. (Repertor. IV. 255.)

vollständige Heilung erfolgt sein. — Keller [1]) sah diesen Knochen bis an die Hakenzähne bei einem Pferde abgebrochen, dem man den Oberkiefer durch einen Strick in die Höhe gezogen hatte, um Arznei einzugeben. Er entfernte die abgebrochenen Knochen, und die vollständige Heilung dauerte etwa sechs Wochen. — Ueber Brüche des Zungenbeins s. u. S. 61.

Zu §. 100. S. 100.

Ein Bruch eines hinteren Rücken- oder vorderen Lendenwirbels, oder das Abreissen des verbindenden Faserknorpels zweier Wirbel erfolgt auch, wenn das schon geworfene und gefesselte Pferd den Rücken gewaltsam krümmt und dann plötzlich wieder streckt. Man hört hierbei ein dumpfes Knallen.

Zu §. 101. S. 101.

Einige Fälle sind mir bekannt, wo die erste Rippe oder das erste Paar gebrochen war.

Zu §. 102. S. 102.

Dass aber an den oberen Knochen auch bei den grossen Hausthieren, oft sogar unter ungünstigen äusseren Verhältnissen, die Heilung erfolgt, zeigen die in den Zeitschriften mitgetheilten Beobachtungen, und auch die hiesige Sammlung enthält Präparate davon. Freilich ist der geheilte Knochen bisweilen sehr verunstaltet und das Glied dann gewöhnlich zu kurz. — Bei einem Schweine war das quer gebrochene linke Schulterblatt so vereinigt, dass das obere Stück etwas unter das untere geschoben war [2]). Ein bei einer trächtigen Kuh gebrochenes Armbein ist sehr verkürzt und mit sehr viel Callus bedeckt [3]); auch der gebrochen gewesene und geheilte Vorderarm [4]) eines Hengstes ist zu kurz.

[1]) Repertor. II. 22.

[2]) Samml. d. Thierarzneischule No. 2474.

[3]) Ebend. No. 2362.

[4]) Ebend. No. 3817.

Zu §. 103. S. 103.

Nach Miescher's[1]) Untersuchungen findet bei der traumatischen Entzündung weder eine merkliche Anschwellung, noch eine Erweichung statt. Nur bei der Entzündung nach Syphilis bei Menschen wurde der Knochen dicker.

Die Ausschwitzung geschieht wie bei den Weichgebilden, und es ist schon S. 49. bei der Erläuterung des Vorganges der Heilung gebrochener Knochen davon die Rede gewesen. Das Product ist auch hier neue Knochenmasse, die in verschiedenen Formen auftritt und daher verschiedene Namen erhalten hat, immer jedoch als Knochenvergrösserung erscheint.

Zu §. 105. S. 104.

Die zackigen Formen hat man Osteophyt genannt, und sie unterscheiden sich von den abgerundeten Exostosen nicht wesentlich. Oft hat die Exostose nur eine harte Rinde und ist im Innern schwammig, enthält bisweilen sogar Knochenmark, indem sie mit der Markröhre in Verbindung steht.

Zu §. 106. S. 106.

Diesen Beobachtungen füge ich noch zwei andere hinzu, die ich im Magazin für die gesammte Thierheilkunde[2]) mitgetheilt habe.

Dort habe ich auch zwei Fälle von Exostosen in den Oberkieferhöhlen des Pferdes mitgetheilt. Die eine Exostose in der Schädelhöhle und eine in der Oberkieferhöhle hatten die Härte des Elfenbeins (*Osteosclerosis*).

Unmittelbar vor dem knöchernen Hirnzelte eines Pferdes fand ich eine kleine, glatte Exostose, die dem lebenden Thiere nicht nachtheilig gewesen ist[3]).

Nach der Trepanation entstehen bei Pferden bisweilen Exostosen in den Stirnhöhlen, wenn mehr plastischer Stoff

[1]) De inflammat. ossium.

[2]) Vierter Jahrg. S. 505. Taf. IV.

[3]) Samml. d. Thierarzneisch. No. 3092.

ausschwitzt, als zur Schliessung der Oeffnung erforderlich ist. Ein Beispiel der Art befindet sich in der hiesigen Sammlung [1]).

Auch an der vorderen Fläche der Stirnbeine eines Pferdes fand ich zwei kleine Exostosen, die fast symmetrisch, wie die Stirnzapfen der Wiederkäuer, stehen [2]). Dasselbe Pferd hatte auch am Unterkiefer kleine Exostosen.

Zu §. 108. S. 108.

Gluge [3]) untersuchte eine das Sprunggelenk umfassende Geschwulst von einem Pferde, und erkannte darin das Gallert-Osteophyt; es befanden sich in der Geschwulst drei Elemente, nämlich: a) die sich in Faden ziehende gelbliche Gallert, b) Knorpelsubstanz mit ausgebildeten Knorpelzellen und c) Knochensubstanz mit Knochenkörperchen. Die Geschwulst war nicht mit den Knochen verwachsen, sondern nur durch eine glatte, knorpelige Oberfläche mit ihnen in Berührung.

Zu §. 110. S. 110.

Eine angeborene, sehr selten vorkommende Knochenwucherung finde ich an einem durch den verstorbenen Birnbaum eingesandten Hammelfusse [4]), an dem sonst kleinen Knöchel der unvollständigen Afterzehen. Der Knochen ist jetzt grösser als die beiden Zehen, auch die Hornkapsel hat eben so stark an Grösse zugenommen.

Zu §. 111. S. 110.

Der Winddorn gehört auch zu den Entzündungskrankheiten des Knochens und der Knochenhaut, indem die Krankheit Exsudate erzeugt, die aber theils zur Bildung von Knochensubstanz verwendet, theils in eine die Weichgebilde zerstörende Jauche umgewandelt werden.

[1]) Samml. d. Thierarzneisch. No. 2449.

[2]) Ebend. No. 3354.

[3]) Atlas d. pathol. Anat. XII. Lief. S. 18.

[4]) Samml. d. Thierarzneisch. No. 3769.

Bei Rindern ist eine der häufigeren Gelegenheitsursachen das Anstossen des Unterkiefers an scharfkantige und zu hohe Krippen, doch mag auch wohl eine scrophulöse Dyscrasie zur Anlage beitragen.

Zu §. 113. S. 111.

Statt Knochen-Speckgeschwulst gebraucht man jetzt den Namen Knorpelgeschwulst (*Enchondroma s. Osteochondrosis*). Im höheren Grade der Krankheit ist in dem ergriffenen Knochen noch so wenig harte Knochenmasse vorhanden, dass er sich mit dem Messer schneiden lässt. Von der Rhachitis und Knochenerweichung ist die Knorpelgeschwulst verschieden, und zwar von jener dadurch, dass sie nicht auf das jugendliche Lebensalter beschränkt ist; von der letzten Krankheit unterscheidet sie sich durch mehr oder weniger beträchtliche Zunahme von Substanz, die jedoch nicht verknöchert.

Die Krankheit befällt bei den Haus-Säugethieren besonders den Ober- und Unterkiefer bei Pferden, ziemlich oft bei Ziegen, die in Städten gehalten, daher nicht angemessen genährt werden, und bisweilen bei Hunden. — An dem Unterschenkel eines Hundes hatte sich nach einem Bruche die Knorpelgeschwulst in hohem Grade entwickelt [1]). Auch an einem Unterkieferaste [2]) eines 13jährigen Pferdes hat sich eine enorme Knorpelgeschwulst ausgebildet, die im Querdurchmesser fast 6 Zoll hat und den grössten Theil dieses Astes einnimmt. Sie hatte sich, nach der Mittheilung des Einsenders (Kreis-Thierarzt Koch), zuerst als eine harte Geschwulst von der Grösse einer Wallnuss an der Beule des Unterkiefers gezeigt, war in vier Monaten so gewachsen, dass sie nun schon den Umfang von zwei Mannsfäusten hatte, und erreichte in Jahresfrist die oben angegebene Grösse. Da das Pferd schlecht kauen konnte, so magerte es sehr ab und wurde getödtet.

[1]) Samml. d. Thierarzneischule No. 1639.

[2]) Ebend. No. 3190.

Zu §. 114. S. 111.

Die Bildung von gutartigem Eiter mit Granulation ist jedoch bei den Hausthieren äusserst selten; wenn sie aber vorkommt, so ist sie ganz so wie in den Weichgebilden. Mit Unrecht hat man die sehr oft vorkommende Jauchebildung an kranken Knochen mit dem Namen Knocheneiterung bezeichnet. Es ist vielmehr eine Form des Knochenbrandes, und zwar der feuchte Brand, weil in dieser Jauche stets Stückchen des abgestorbenen Theiles des Knochens enthalten sind (daher ist dieser rauh), und so lange dieser Brand besteht, eine Neubildung nicht stattfindet, ausser etwa in der Umgebung, wo eine neue exsudative Entzündung hervorgerufen wird. Der Name Knochenfrass oder Beinfrass, Knochenverschwärung (*Caries*) ist daher noch eher für diesen Zustand passend. Diese Knochenjauche hat meist einen übeln Geruch, färbt das Silber und auch den ergriffenen Knochen schwarz, und lässt die Heilung des kranken Knochens nicht eher zu, bis eine neue exsudative Entzündung an dieser Stelle entstanden ist. Diese Jauche bringt natürlich auch in den Weichgebilden beträchtliche Zerstörungen hervor. Es ist kein Knochen von der Caries verschont, am meisten leiden aber die schwammigen Knochen davon; selbst die Zähne leiden an dieser Krankheit. (Vergl. H. Bouley über die Krankheiten der Zähne der Grasfresser; im Recueil de médec. vétér. 1843. p. 673. — Hering's Repert. V. S. 132.)

Zu §. 118. S. 116.

Ueber die Rhachitis bei Schweinen hat Rehrs [1]) Beobachtungen mitgetheilt.

Auch bei einem Hunde fand ich die Knochenerweichung.

Zu §. 119. S. 116.

Nach der Ansicht Einiger besteht die Knochenbrüchigkeit in einer zu geringen Menge der Kalksalze in den

[1]) Im Magazin für die ges. Thierheilk. XIII. S. 305.

Knochen, nach Anderen soll ein auffallender Unterschied zwischen den kranken und gesunden Knochen in dieser Hinsicht nicht stattfinden, und die letzten leiten das leichte Zerbrechen der Knochen nur von der grossen Kraftlosigkeit der Thiere her.

Zu §. 121. S. 118.

Man hat die Markflüssigkeit auch Wassersucht der Knochen genannt. Hieran schliesst sich die Entstehung von Wasserblasen (*Hydatides*) in der Markhöhle der Röhrenknochen, in welchen bisweilen der Hülsenwurm (*Echinococcus veterinorum*) enthalten ist.

In der Markröhre des linken Oberschenkelbeines eines geschlachteten Mastochsen befand sich eine grosse Zahl solcher Wasserblasen, während die übrigen Röhrenknochen gesundes Mark enthielten. Bei demselben Ochsen fanden sich auch viele Hydatiden mit Echinococcus in der Leber. Im Uebrigen ist der Ochse gesund gewesen. (Briefl. Mittheil. des Kreis-Thierarztes Mersiwa, der auch dergleichen Echinococcusblasen aus dem Knochen eingesandt hat.)

Mehre Knochenkrankheiten, welche bei Menschen vorkommen, sind meines Wissens bei den Thieren nicht beobachtet worden, nämlich: die (elfenbeinartige) Verhärtung der Knochen (*Osteosclerosis*) an Knochen des Skelets (ausser an Exostosen); die Knochenauflockerung (*Osteoporosis*), die Balggeschwülste in den Knochen, der Markschwamm der Knochen, die (wahre) Knochenfleischgeschwulst (*Osteosarcoma*). Die Fasergeschwulst der Knochen (*Tumor fibrosus*), die Tuberkelkrankheit und die Melanosen der Knochen sind selten.

Zu §. 125. S. 121.

Bei einem Pferde fehlte der kurze Zehenstrecker an einem Hinterfusse, und der zu ihm führende Ast der Wadenbeinnerven fehlte auch.

Zu §. 125. S. 122.

Schrader [1]) hält diese Angabe in sofern für irrig, als

[1]) In Wachenhusen's Zeitschr. f. Pferdeliebh. 1832. S. 226.

er nicht eine ursprüngliche Verschiebung der Muskeln, sondern eine Verrenkung der Kniescheibe nach der äusseren Seite vermuthet, wodurch die Auswärtszieher sich mehr verkürzen.

Derselbe theilt auch eine von Havemann gemachte Beobachtung mit, wo einem Pferde beim Gehen der Kronenbeinbeuger vom Sprungbeine abglitt, und er vermuthet, dass die Seitenfortsätze der Sehne, durch welche sie an das Sprungbein befestigt ist, sehr erschlafft waren. — Nach Gerke's [1]) Beobachtungen entsteht die Buglahmheit oft durch krankhafte Entartung der Achseldrüsen und andere dort vorkommende Geschwülste.

Zu §. 126. S. 122.

Die geschwundenen (rothen) Muskeln sind blass-ziegelroth, zwischen den jetzt bloss fibrösen Bündeln liegt mehr Fett als gewöhnlich. Man hat deshalb angenommen, dass das Muskelgewebe sich in Fettgewebe umwandele; allein ich halte dies nicht für wahrscheinlich, sondern vermuthe, dass entweder das schon vorhandene Fettgewebe sich mehr entwickelt, oder dass neues Fettgewebe aus dem Blute, welches sonst zur Ernährung des Muskels diente, erzeugt wird. Das Geschwundensein einiger Kehlkopfmuskeln bei Pferden, die an der sogenannten Hartschnaufigkeit oder dem Pfefferdampf leiden, ist schon mehrfach beobachtet worden (s. unten vom Kehlkopfe). Es versteht sich von selbst, dass mit dem Schwinden der Muskelfasern auch die Wirkung des Muskels aufhört. Wenn das Fett zwischen den Bündeln gesunder Muskeln durch Aufsaugung abnimmt, so erhält dies auch den Schein des Schwindens der Muskeln.

Die abnorme Vergrösserung der Muskeln (*Hypertrophia musculorum*) kommt an den Muskeln des Skelets bei den Haus-Säugethieren nicht vor, wenn man die Ablagerung von plastischen und Aftergebilden nicht hierher rechnet. Dagegen sind Hypertrophien der unwillkürlichen

[1]) Magaz. XI. 217.

Muskeln, namentlich des Schlundes und des Herzens, nicht selten.

Bei den Pferden kommt eine ungewöhnliche Verlängerung der Beugesehnen der Füsse (Bärenfuss) oder eine bedeutende Verkürzung derselben (Stelzfuss) oft vor, und doch ist noch nicht ermittelt, ob beides nur in den Sehnen, oder auch in den Muskeln begründet ist. Die früher gefürchtete Durchschneidung der Sehnen ist jetzt gegen das letzte Uebel häufig angewendet.

Den schleudernden Gang, den man bei Pferden nach der Rhehe bemerkt, leitet Schrader [1]) davon ab, dass die Thiere während der Krankheit mehr auf den Ballen ruhen und dadurch die Beugesehnen mehr ausdehnen, und diese Ausdehnung bleibt dann auch nach dem Aufhören der Fussentzündung zurück.

Zu §. 126. S. 123.

Die Zerreissung (*Ruptura*) einzelner Muskeln und Sehnen kommt bisweilen an gesunden Theilen bei heftiger Anstrengung oder beim Ausgleiten des Gliedes vor; leichter entsteht sie, wenn Muskeln oder Sehnen schon krank waren.

Die Zerreissung des vorderen Unterschenkelmuskels (*M. tibialis antivus*) und des dritten Wadenbeinmuskels (*M. peroneus tertius*) beim Pferde ist mehre Male vorgekommen, und einen Fall habe ich selbst untersucht. In einigen Fällen fand man nur den (ganz sehnigen) vorderen Unterschenkelmuskel gerissen. Da nun dieser Muskel (oder eigentlich diese Sehne) dazu dient, den Ober-, Unterschenkel und Mittelfuss in einer gebeugten Stellung zu einander zu erhalten, so hört nach der Zerreissung diese Stellung auf, dagegen nimmt der Unterschenkel und Mittelfuss eine fast senkrechte Richtung an, auch kann man sie im Kniegelenk so nach hinten beugen, dass beide bis zum Fessel eine fast wagerechte gerade Linie darstellen. Bei der so

[1]) In Wachenhusen's Zeitschr. 1832. S. 228.

steilen Stellung ist die Achillessehne erschlafft. Beim Gehen wird durch stärkeres Heben des Oberschenkels der Unterschenkel und Fuss, ohne Biegung im Sprunggelenk, schwerfällig nach vorn bewegt, und tappend mit ganzer Sohle auf den Boden gesetzt. Hertwig[1]) hat die von ihm und Anderen beobachteten Fälle zusammengestellt.

Bei der Trennung des Fesselbeinbeugers (durch Verwundung), oder bei dem Querbruch der Sesambeine tritt das Thier mit dem verletzten Fuss so auf, dass die Zehe nach oben gerichtet ist.

Die Zerreissung der Zwillingsmuskeln (*M. M. gastrocnemii*) an beiden Hinterschenkeln beobachtete G. W. Schrader[2]) bei einer Kuh, die in einer ehemaligen Mergelgrube wahrscheinlich mit den Füssen stecken geblieben war und diese dann heftig herausgezogen hatte. Sie konnte nicht anders gehen, als dass die Hinterbeine unter den Bauch gezogen waren und sie mit den Sprunggelenken den Boden berührte. In den Erscheinungen zwischen dieser Zerreissung und der des vorderen Unterschenkelmuskels besteht der Unterschied, dass bei der letzten der Unterschenkel und Mittelfuss ungewöhnlich stark gestreckt, bei der ersten aber zu stark gebeugt werden. Einen partiellen Riss an einem Zwillingsmuskel eines Pferdes sah Tombs[3]).

Die Sehnen, welche wegen Verkürzung subcutan durchschnitten worden sind, vereinigen sich vollständig durch eine neugebildete faserige Zwischensubstanz, wobei die Sehne allerdings länger wird.

Die abnormen Oeffnungen im Zwerchfelle, welche bei den grossen Hausthieren nicht selten gefunden werden, sind wohl seltener angeboren, vielmehr häufiger durch Gewalt entstanden, theils durch gebrochene Rippen, durch das Eindringen eines stumpfen Körpers (Rindshorn), der die Haut nicht durchbohrt, und selbst durch heftige Anstren-

[1]) Magaz. XIII. 221.

[2]) Ebend. XV. S. 303.

[3]) The Veterinarian. 1839. Sept.

gung des Thieres beim Drängen mit den Bauchmuskeln, besonders beim Gebären.

Wenn der Riss nicht gross ist, so vernarben die Wundränder meist vollständig, jedoch verwächst nicht selten das grosse Netz oder ein nahe gelegenes Eingeweide mit den Wundrändern, bei dem Rinde besonders die Haube. Durch eine solche abnorme Oeffnung dringt gewöhnlich ein Eingeweide in die Brusthöhle und es entsteht ein sogenannter Zwerchfellsbruch (s. unten von den Eingeweiden).

Zu §. 127. S. 124.

Nicht selten enthalten die Muskeln auch Abscesse. Sehr selten sind diese aber in den Lendenmuskeln (*M. M. psoas*), wo sie Sewell bei Pferden und Schrader [1]) bei Hunden gefunden haben.

Die sogenannte Hasenhacke ist theils in der krankhaft verdickten Sehne des Hufbeinbeugers am Hinterschenkel, da wo sie über den Seitenfortsatz des Sprungbeins hinweggeht, theils in Entzündung ihrer Sehnenscheide begründet. Renner [2]) fand auch den knorpeligen Ueberzug an diesem Seitenfortsatze stellenweise resorbirt, daher die sonst glatte Fläche rauh.

Zu §. 128. S. 125.

In dem rechten langen Rückenmuskel eines alten Pferdes fand Gielen [3]) eine Geschwulst, die über 12 Jahre bestanden hatte, etwa zwei Fäuste gross war, aus einer glänzend weissen, fast sehnenartigen Masse bestand und mit dem Messer nicht durchschnitten werden konnte. Erst durch Kochen und Maceriren kamen kleine, harte, den Knochen ähnliche Concretionen zum Vorschein. Diese Concretionen hat Fürstenberg später untersucht, und er fand folgende Bestandtheile:

[1]) The Veterinar. 1842. — Magaz. f. d. ges. Thierheilk. X. S. 387.
[2]) Abhandl. f. Pferdeliebhaber und Thierärzte. Jena, 1844.
[3]) Samml. d. Thierarzneischule No. 2635.

Phosphorsaure Magnesia	26,57
Phosphorsauren Kalk	22,92
Kohlensauren Kalk	8,87
Organische Materie	34,15
Wasser (und Verlust)	7,49
	100,00

Die Analyse weiset viel phosphorsaure Magnesia nach, während in den gesunden Knochen nur 2 pCt. enthalten sind. Mikroskopisch zeigen sich Knochenkörperchen in einem netzförmigen Gewebe. Obgleich dieses Pferd wegen eingetretener Kreuzlähmung getödtet wurde, so zeigte sich doch keine Beleidigung des Rückenmarkes durch die genannte Geschwulst.

Aehnliche Concremente fand auch Schrader [1]) in einer Balggeschwulst unter der Sehnenhaut des langen Vorarmbeugers (*M. biceps*) eines Pferdes.

Zu §. 130. S. 126.

Der Brand der Oberlippe entstand bei einem Pferde, bei dem eine Bremse über Nacht angelegt geblieben war.

Zu §. 131. S. 127.

Um so weniger nachtheilig ist es, wenn das schon so getrennte vordere Stück der Zunge ohne eine so bedeutende Nervenverletzung abgerissen oder abgeschnitten wird. Es wurde ein solcher Fall, wo Jemand einem Pferde das schon zum Theil abgeschnürte Stück der Zunge abgerissen hatte, Gegenstand eines Criminalprozesses. Durch das Gutachten eines Thierarztes, der glaubte, dass das so verstümmelte Pferd kein Futter mehr aufnehmen könne, wurde der Thäter zur Zuchthausstrafe verurtheilt!

Bei Pferden sind schon einige Male Brüche des Zungenbeins, die durch Hufschläge, aber auch durch zu starkes Hervor- und Seitwärtsziehen der Zunge entstehen, vorgekommen. Sie erregen meist Schlingbeschwerden, und in

[1]) Samml. d. Thierarzneischule No. 2151.

einem von Schade[1]) beobachteten Falle entstand eine Fistel im Kehlgange.

Zu §. 132. S. 127.

Ausser der Entzündung der Mandeln in der Mandelbräune (*Angina tonsillaris*), die bei Pferden nicht selten vorkommt, entsteht bei dem Rind bisweilen eine so beträchtliche Vergrösserung einer Mandel, dass das Schlingen und Athmen sehr erschwert wird.

Zu §. 135. S. 130.

Steiner[2]) sah bei einer 9 Jahre alten Grauschimmelstute eine sehr grosse Auftreibung der linken Ohrspeicheldrüse und eine geringere der rechten, so dass das Kauen gehindert war und das Maul nur zwei Finger breit geöffnet werden konnte. Er exstirpirte die linke Drüse, welche voll von Melanosen war, aber drei Tage nach der Operation starb das Pferd unter heftigen Krämpfen.

Auch ich fand in einem Wharton'schen Gange eines Pferdes Grannen und Häcksel, wodurch Entzündung und Verdickung des Ganges entstanden war und stinkender Eiter sich gebildet hatte. Die Drüse war gesund. Offenbar waren diese Dinge von der Maulhöhle aus durch die Schleimhaut in den Gang eingedrungen.

Bettinger[3]) beobachtete und behandelte Pferde, die an Entzündung und Verstopfung des Wharton'schen Ganges litten; er kannte zwar die Ursachen nicht, hielt sie aber für mechanische.

Zu §. 136. S. 130.

Der Speichelfluss entsteht am leichtesten, wenn die Thiere die eingeriebene graue Quecksilbersalbe ablecken; sonst wirkt dieses Präparat bei zu langer Anwendung auf die Haut und den Darmkanal nachtheilig, sogar tödtlich[4]).

[1]) Magaz. VI. S. 316.

[2]) Magaz. f. d. ges. Thierheilk. IV. S. 204. No. 412.

[3]) Repertor. I. S. 306.

[4]) Archiv f. Thierheilk. 1844. S. 12. Magaz. f. Thierheilk. VII. S. 258.

Zu §. 137. S. 131.

Ein besonderer Fall von abnormer Lage des unteren Endes des Schlundes wurde hier bei einem Hunde beobachtet. Schon seit einigen Monaten hatte der Hund an Erbrechen gelitten, er brach auch hier alle Nahrungs- und Arzneimittel wieder aus und er starb daher an Abzehrung und Erschöpfung. Bei der Section fand sich das untere Schlundende über ½ Zoll in den Magen ein- und umgestülpt, und an dieser Stelle befand sich eine knotige Geschwulst, welche mehre Exemplare von *Spiroptera sanguinolenta* enthielt. Es ist nicht zu bezweifeln, dass die Geschwulst Veranlassung zum Erbrechen gab, wahrscheinlich schon während des Schlingens, denn auch dieselbe Erscheinung tritt ein, wenn dergleichen Geschwülste an anderen Stellen des Magens vorkommen (s. unten von den Afterbildungen am Magen), und der Magen hat sich wahrscheinlich über das Schlundende durch das häufige Erbrechen hinaufgeschoben.

Zu §. 138. S. 131.

Eine auffallende Verdickung (*Hypertrophie*) der Muskelhaut am Brusttheile des Schlundes kommt bisweilen bei Pferden vor, doch kenne ich keine Störungen davon.

Dagegen fand ich einmal einen sehr dünnwandigen Schlund bei einem Hunde, der schlecht schlingen konnte.

Zu §. 138. S. 132.

Bei einem Stier fand man den Brusttheil des Schlundes durch eine mit ihm fest verwachsene Lymphdrüse, die Eiter enthielt, zusammengedrückt und vor dieser Stelle ausgedehnt. Der Eiter aus der Lymphdrüse hatte sich den Weg in die Schlundhöhle geöffnet. Eine bemerkliche Kränklichkeit hatte über ein halbes Jahr bestanden; dann zeigte sich starker Speichelfluss, das Verschlucken flüssiger Nahrungsmittel geschah sehr mühsam, und bald kam das Verschluckte mit vielem Speichel wieder durch das

Maul zurück. Es trat auffallende Abmagerung ein, deshalb wurde das Thier getödtet [1]).

Zu §. 139. S. 132.

Die Spaltung der Muskelhaut, worauf die Schleimhaut sackartig hervortritt, entsteht sehr wahrscheinlich durch einen zu grossen, mühsam verschluckten Futterbissen; seltener wohl ist sie angeboren.

Zu §. 141. S. 135.

Haycock [2]) fand den Halstheil des Schlundes einer Kuh verengt und brandig. Die Erscheinungen des scheinbaren Erbrechens wurden längere Zeit, aber nur periodisch, beobachtet, bis das Thier an Abzehrung starb.

Adamowicz [3]) beobachtete bei einer Ziege beschwerliches Schlingen (*Dysphagia*), welches durch eine wuchernde Anchylose zwischen dem 2. und 3. Halswirbel verursacht wurde.

§. 141 a. S. 136.

Noch muss ich auf die zufällige Durchstossung der hinteren Wand des Schlundkopfes aufmerksam machen. Diese Verletzung geschieht bei dem unvorsichtigen Eingeben von Latwergen und besonders durch das Eingeben von Pillen mit dem englischen Pillenstock bei Pferden. Nächst bedeutenden Schlingbeschwerden (die für Bräune genommen werden) entsteht eine profuse Eiterung, der Eiter senkt sich im Zellgewebe am Schlunde und an der Luftröhre herab bis in die Brusthöhle und veranlasst eine sehr acute, tödtende Brustfell-Entzündung. Mehre Beispiele dieser Art sind mir vorgekommen.

Eine Schlundfistel, deren Ursache nicht bestimmt zu ermitteln war, sah Vöhringer [4]) bei einem Pferde am

[1]) Magaz. f. d. ges. Thierheilk. XII. S. 47.
[2]) The Veterin. 1843. p. 319. (Repert. V. S. 76).
[3]) Magaz. f. d. ges. Thierheilk. VI. S. 445.
[4]) Report. II. S. 221.

unteren Drittheile des Halses. Die äussere Oeffnung hatte nur die Grösse eines starken Nadelkopfes, und es floss guter Eiter aus, aber auch Getränk und Theilchen des genossenen Futters drangen durch die Oeffnung heraus. Durch reinigendes Ausspritzen und einen trockenen Verband wurde die Fistel in einigen Wochen geheilt.

Zu §. 144. S. 139.

Adamowicz[1]) entleerte einer wassersüchtigen Jagdhündin durch den Bauchstich einmal 46 Pfund und 14 Tage darauf 30 Pfund Serum.

Curdt[2]) behandelte einen 6jährigen Ochsen an Bauchwassersucht. Der Bauch des Thieres war, besonders an der linken Seite von solchem Umfang, dass dasselbe kaum aus der etwas engen Stallthüre herausgehen konnte. Durch harntreibende Mittel wurde der Ochse hergestellt.

Zu §. 146. S. 140.

Bei einem Pferde waren die Bauchmuskeln an mehren Stellen durchbohrt, so dass Brücken zwischen den Oeffnungen entstanden waren. Hierdurch wurde in den ausgetretenen Därmen eine Verschlingung verursacht.

Zu §. 146. S. 141.

Wörz[3]) fand bei einem Maulthiere ein von den Lendenwirbeln herabhängendes Aftergebilde von 91 Pfund, und theilt die Krankheitsgeschichte mit.

Straub[4]) sah bei einem Pferde ein 18 Pfund schweres Aftergebilde, welches mit dem linken Rippentheile des Zwerchfelles, der grossen Krümmung des Magens und dem grossen Netz verwachsen war. Eine Magenzerreissung und innere Blutung hatten das Thier getödtet.

1) Magaz. f. d. ges. Thierheilk. VI. S. 444.
2) Ebend. XI. S. 97.
) Repertorium der Thierheilk. I. S. 178.
4) Ebend. VI. S. 200.

Bei einer alten Hündin fand Graeven[1]) eine 10 Pf. schwere Geschwulst, die zum grössten Theile in der Bauchhöhle lag, auch durch eine Oeffnung in den Bauchmuskeln am Schaufelknorpel zum Theil hervorgetreten war.

Straub[2]) sah bei einem 7 Jahre alten Hühnerhunde eine Geschwulst (Sarcom), welche mit dem hinteren Ende der Milz verwachsen und 15 Pfund schwer war.

Dergleichen Aftergebilde, wie sie hier genannt sind, entstehen aus unbekannten Ursachen, wachsen gewöhnlich langsam, bringen aber dann, wenn sie mit den Bauch-Eingeweiden in Berührung kommen, allerlei üble Zufälle hervor und werden dadurch mittelbar zur Todesursache.

Aus der Bauchhöhle eines Hundes zog Noiret[2]) eine Gabel, die bei dem Hinabstossen eines verschluckten Knockens vom Hunde verschlungen worden war. Die Gabel war 4 Monate im Bauche des Hundes und wurde dann durch die Operation aus dem freien Raume der Bauchhöhle, in welcher die Zinken nur im Gekröse festsassen, herausgezogen, der Hund genas. Die Gabel hatte also den Magen oder Darm durchbohrt, ohne dass dies tödtliche Folgen hatte.

Zu §. 149. S. 142.

Die in der Franzosenkrankheit des Rindes vorkommenden, zahlreichen Auswüchse an den serösen Häuten werden zwar gewöhnlich Knoten genannt; sie sind aber von den eigentlichen Tuberkeln verschieden, denn sie sind aus Fasern und Zellen zusammengesetzt, und sie gleichen daher mehr den Sarcomen. Sie erweichen auch nicht von innen heraus, wie die Knoten, aber sie verkalken oder verkreiden bisweilen.

Zu §. 150. S. 144.

Prinz[4]) beobachtete bei einem Pudel einen Mittel-

[1]) Magaz. f. d. ges. Thierheilk. I. S. 23.

[2]) Repertor. d. Thierheilk. V. S. 5.

[3]) Recueil de médec. vétér. 1835. p. 225.

[4]) Wöchentl. Beitr. z. med. u. chir. Klinik. 1833. S. 139.

fleisch-Netzbruch, unterhalb und zur rechten Seite des Afters, welcher nach einem Sturz aus dem Wagen entstanden war. Bei den Repositions-Versuchen bekam der Hund Erbrechen (weil der Magen gezerrt wurde), daher wurde der Bruchsack geöffnet, und das vorliegende, knotige, wie Stricke zusammengedrehte Stück des Netzes mit der Scheere abgeschnitten. Der Hund genas.

Zu §. 151. S. 144.

Abscesse im Gekröse des Pferdes, ausser den in den Lymphdrüsen der Fohlen, kommen bisweilen vor. Einen solchen Fall theilt Schrader [1]) von einem feurigen Hengst mit, der bei jedem Versuch zum Bedecken, wenn er seinen Bauch drückte, Erschlaffung der Ruthe bekam. Der Hengst starb. Naundorf [2]) fand bei einem 4jährigen Pferde einen Abscess im Dünndarmgekröse, welcher mehr als $\frac{1}{2}$ Quart Eiter enthielt. Es zeigten sich Störungen in der Fresslust und Kothentleerung; acht Stunden vor dem Tode aber die Symptome einer heftigen Kolik mit Erbrechen.

Die Knochenbildung fand ich einmal im Gekröse eines fetten, geschlachteten Schweines [3]). Es sind unregelmässige, zackige Knochenstücke, die nur lose unter einander zusammenhängen und zwischen den Gekrösplatten liegen, ohne von der serösen Haut ausgegangen zu sein. Diese Knochenbildung hat der Ernährung nicht geschadet, auch sind bei dem lebenden Thiere keine Krankheitszeichen wahrgenommen worden.

Bei der Castration weiblicher Schweine bildet sich bisweilen an der Schnittstelle Knochenmasse am Bauchfelle, und Rehrs fand dort eine knöcherne Kapsel, in welche ein Theil des Dünndarms eingeschlossen war. Das Präparat ist in der hiesigen Sammlung.

Zu §. 152. S. 146.

Bei einer Kuh, die schon seit 8 Wochen an unregel-

[1]) Zeit. f. Pferdeliebh. v. Wachenhusen. 1832. S. 245.

[2]) Magaz. f. d. ges. Thierheilk. I. S. 39.

[3]) Samml. d. Thierarzneischule Nr. 3259. 3329.

mässiger Verdauung und an periodischem Aufblähen litt, fand Lindenberg[1]) bei der ersten Untersuchung einen fieberlosen Zustand, aber beschleunigtes Athmen, die Ohren, Hörner und Füsse kalt, ängstlichen Blick, das Flotzmal mehr trocken als feucht, die linke Hungergrube nicht zu sehr gespannt. Ein starkes Rülpsen in kurzen Zwischenzeiten und sehr gestörte Verdauung, so wie auch verminderte Koth- und Urin-Entleerung wurden noch bemerkt. Nachdem durch 4 Wochen verschiedene Arzneimittel fruchtlos gebraucht worden waren, wurde die Kuh geschlachtet und es fand sich, dass die Haube durch einen Riss des Zwerchfelles in die Brusthöhle getreten, dort mit dem Herzbeutel und den Lungen, ebenso mit den Rändern des Zwerchfell-Risses durch festes Exsudat verwachsen war.

Einen ähnlichen Sectionsbefund theilt auch Hildach[2]) mit, nur war hier die Haube einer Kuh mit dem Herzbeutel und den Rippen der rechten Seite durch Exsudat verbunden.

In beiden Fällen waren Störungen bei dem Wiederkäuen bemerkt, woraus hervorgeht, dass die Haube durch das Zwerchfell unterstützt werden muss, wenn sie den Futterbissen zum Wiederkäuen leicht in den Schlund drükken soll.

Neulich theilt auch Lehnhardt[3]) eine solche Beobachtung mit. Die Haube war bis zur 4. Rippe an das Brustfell angewachsen und die Kuh litt oft an Auftreibung und an gestörtem Wiederkäuen. Sie wurde eines Morgens todt im Stalle vorgefunden.

Zu §. 154. S. 147.

Man findet den Magen besonders bei solchen Pferden, die immer mit einem Futter, welches in einem grossen Volumen nur wenig nährende Bestandtheile enthält, erhalten

[1]) Magaz. f. d. ges. Thierheilk. XI. S. 484.
[2]) Ebend. XIV. S. 110.
[3]) Ebend. XV. S. 325.

worden sind, sehr ausgedehnt. Bekommen solche Pferde die gewöhnlicheRation oder sogar reichlich Körnerfutter, so verursacht dies meist eine heftige und gewöhnlich tödtliche Kolik.

Zu §. 154. S. 148.

Schrader [1]) unterscheidet dreierlei Arten von Koppern. Die eine Art koppt (rülpst) weil sich Luft im Magen entwickelt (wie oben von Gerard dies angeführt ist) und hier ist ein Halsriemen schädlich. Die zweite Art verschluckt Luft, was häufiger vorkommt, und hier nützt der Halsriemen. Bei der dritten Art von Koppen wird die eben verschluckte Luft sogleich wieder ausgestossen und dabei leiden diese Pferde nicht häufiger an Kolik, als andere. — Es ist mir wahrscheinlich, dass in dem letzten Fall die verschluckte Luft gar nicht bis in den Magen kommt, sondern schon wieder aus dem Schlunde zurückgestossen wird, wodurch sich auch die Unschädlichkeit erklären lässt.

Kreutzer [2]) beobachtete das Koppen auch bei einer 7jährigen Kuh, die dies bereits seit 3—4 Jahren gethan hatte; sie setzte mit der Zunge auf.

Die Verengerung des Pförtners bei einer Kuh fand Bachmann [3]) durch Verdickung der Muskel- und Schleimhaut hervorgebracht. Der Darm enthielt nur Galle, daher waren 14 Tage gar keine Excremente abgegangen.

Zu §. 155. S. 149.

Schell [4]) beobachtete auch nach dem Erbrechen einen mehrmals wiederkehrenden Drang zum Uriniren, wobei nur wenig oder gar kein Harn entleert wurde.

Es ist schon gesagt, dass der Riss im Magen nicht Ursache, sondern Folge des Erbrechens ist. Doch kommen auch Fälle von wirklichem Erbrechen beim Pferde vor,

[1]) Wachenhusen's Zeitschr. f. Pferdeliebh. 1832. S. 245.
[2]) Magazin f. d. gesammte Thierheilkunde III. S. 127.
[3]) Schweizer Archiv. 1844. V. S. 341.
[4]) Magaz. XV. S. 140.

wo der Magen nicht reisst, und dann ist gewöhnlich die Schlundmündung sehr weit.

Man hält aber bisweilen das Zurückkommen von Nahrungsmitteln für Erbrechen, wo sich eine Schlunderweiterung, oder ein fremder Körper im Schlunde befindet; hier fehlt immer das heftige Zusammenziehen der Bauchmuskeln, was bei dem wirklichen Erbrechen durchaus nothwendig ist.

Das Erbrechen der Wiederkäuer, welches vom dritten und vierten Magen ausgeht, kommt nach Vergiftungen bisweilen vor, wie dies Kalcher[1]) bei Kühen, welche die vom Bierbrauen übrigen Getreidereste mit Hopfen reichlich gefressen hatten, beobachtete.

Bei einer Kuh hatte sich eine wahre Magenfistel am Psalter gebildet. Er war mit den Bauchmuskeln verwachsen, und eine Oeffnung ging von aussen in den Psalter, so dass das Thier durch 6 Wochen viel Futterbrei verloren hatte, indem sie gut frass und auch gehörig wiederkäute, dabei aber sichtlich abmagerte. (Beobachtet von Lausch, Magaz. XII. S. 48).

Zu §. 155. S. 150.

Eine bei den Thieren selten vorkommende Krankheit ist die Magenerweichung (*Gastromalacia*), die bei Kindern nicht so selten ist. Delafond[2]) fand bei Saugkälbern die an Indigestion litten, die Schleimhaut des Labmagens verdickt und erweicht.

Dauert die Krankheit länger, so werden die Magenhäute siebartig durchlöchert, wie ich dies an dem Labmagen eines Kalbes, und an dem Magen eines amerikanischen Bären gefunden habe.

Vor §. 156. S. 150.

Die sogen. Löserverstopfung, nämlich die Ver-

[1]) Magaz. f. d. ges. Thierheilk. XII. S. 139.

stopfung der Oeffnung aus der Haube in den Psalter entsteht bisweilen durch grobe, nicht wiedergekaute Futterstoffe, oder durch Haarbälle, die im Wanste oder in der Haube gebildet sind. Diese Verstopfung erfolgt dann um so leichter, wenn krankhafte Auswüchse am Rande der Oeffnung entstanden sind, wie dies Engesser [1]) bei einer Kuh fand.

Die ganze Verdauung ist bei solcher Verstopfung gehemmt, daher erfolgt auch Gährung der Futterstoffe im Wanste und in der Haube, und deren Aufblähen.

Zu §. 156. S. 150.

Bei einem Pferde war die rechte Magenhälfte 4□Zoll mit dem Zwerchfelle verwachsen; das Thier hatte lange an verminderter Fresslust gelitten, und bei der Section fanden sich auch die Gallengänge in der Leber sehr von Galle ausgedehnt [2]).

Lindenberg [3]) sah bei einem Ochsen den Wanst auf einer Fläche von 1—1½ □Fuss mit den Bauchmuskeln verwachsen, und viel Eiter zwischen beiden. Gestörte Verdauung, daher öfteres Aufblähen waren dadurch erzeugt, weshalb der Ochse geschlachtet wurde.

Zu §. 156. S. 151.

Obgleich nicht bei allen Vergiftungen Magen-Entzündung entsteht, so scheint es mir doch wichtig, die Beobachtungen, welche von Vergiftungen mit Pflanzen gemacht sind, zu sammeln, weil man manche Pflanzen für unschädlich hielt, die sich doch als giftig zeigten.

Fälle von Vergiftungen sind bekannt, durch

Cicuta virosa bei Pferden (Krause Magaz. III. 238.
Rindern (Damitz, Magaz. VII. 255. Weidemann, Schweiz. Archiv VIII. 193. Holford, Veter. 1841.

[1]) Repertor. VI. S. 27.
[2]) Magaz. f. d. ges. Thierheilk. IV. S. 205.
[3]) Ebend. XI. S. 488.

Cicuta virosa bei Schweinen (Damitz, Magaz. VII. 256).
Conium maculatum bei Lämmern (Read, Veter. 45).
Chaerophyllum sylvestre bei Kühen (Frei, Schweiz. Archiv VII).
Colchicum autumnale, das frische Kraut und die Samenkapseln bei Kühen (Lindenberg, Magaz. IX. 449).
bei Schweinen (Bopp, Mag. IV. 510).
Taxus baccata, die frischen Nadeln, bei Rindern (Bleiggenstorffer, Schweiz. Arch. III. Read, Veter. 1844).
Papaver Rhoeas, bei Kühen (Schmager, Mag. IV. 518. Lichte, Ebend. 520. Grimm, Magaz. X. 449).
Lolium temulentum, die Samen, bei Schweinen (Tait, Veter. 1842).
Ranunculus arvensis, bei Schafen (Lipp, Repert. IV. 121. Ebend. V. 367.

Ausserdem vergiften noch; *Helleborus foetidus, niger, Veratrum album, Mercurialis annua.* Vergiftungen durch Blei-Präparate, Arsenik, Salpeter, Seesalz, Heringslake und Phosphor (als Mittel zur Rattenvertilgung und von den Hausthieren mit Begierde verzehrt) sind ebenfalls vorgekommen.

Zu §. 159. S. 155.

Buhl[1]) nennt einen krankhaften Zustand Magenkrebs der Haube bei einer Kuh, bei welcher er die Häute dieses Magens bis zu einem Zoll verdickt und die innere Haut entartet fand. Von den Zellen der Schleimhaut war nichts wahrzunehmen, denn die ganze innere Auskleidung hatte ein fleischiges Aussehen, mit einer höckerigen ungleichen Oberfläche, die mit einem stinkenden Eiter überzogen war. Nur 8 Tage vor dem Tödten zeigten sich die ersten Zeichen von Krankheit, die in unterdrückter Verdauung und

[1]) Repertor. IV. 190.

Entleerung von stinkenden, flüssigen Exkrementen hauptsächlich bestanden.

Schrader [1]) fand den Magenkrebs bei einer Katze, welche mehre Wochen vor ihrem Tode alles genossene Futter wieder ausbrach.

Vor §. 160. S. 155.

An der rechten Hälfte der Magenschleimhaut des Pferdes kommen Polypen von verschiedener Grösse vor, die wahrscheinlich, so lange sie klein sind, zwar Krankheitszeichen hervorrufen, aber nicht gefährlich sind.

Krieger [2]) hat die sehr interessante Krankheitsgeschichte eines Pferdes, welches er mehre Jahre zu beobachten Gelegenheit hatte, mitgetheilt. Hier wurde der Polyp durch Zerreissung des Zwölffingerdarms tödtlich.

Schrader [3]) fand bei einem 22jährigen Pferde, welches an Darmentzündung starb, unweit des Pförtners einen schwammigen Auswuchs (Polypen) von der Grösse eines kleinen Hühnereies.

An dem Labmagen eines Ochsen fanden sich mehre Sarcome. Man bemerkte am lebenden Thiere beträchtliche Abmagerung, wechselnde Fresslust, unregelmässigen und zu spärlichen Mistabsatz. Dann folgte Verstopfung, und immer war das Thier ohne Fieber. Endlich wurde es getödtet [4]).

Ein ganz ähnliches Präparat von einer Kuh, mit einem ähnlichen Krankheitsberichte, theilte mir der Kreis-Thierarzt Arnsberg [5]) mit.

An der Schleimhaut des Hundemagens kommen bisweilen Melanosen in Form von kleineren und grösseren Flecken vor, doch ist mir nicht bekannt, ob sie einer be-

[1]) In Wachenhusen's Zeitschrift für Pferdeliebhaber. 1832. S. 246.

[2]) Magaz. f. d. ges. Thierheilk. XII. S. 72.

[3]) In Wachenhusen's Zeitschr. f. Pferdeliebh. 1832. S. 246.

[4]) Magaz. XII. S. 48. Nr. 255.

[5]) Nach brieflicher Mittheilung.

sondern Krankheit angehören, oder sonst nachtheilig sind; das Letzte möchte ich bezweifeln.

Zu §. 160. S. 156.

Da aber die meisten Weidepferde diese Larven beherbergen und diese Pferde nicht mehr von Kolik geplagt sind, als andere im Stall gefutterte Pferde, so muss man mit Numann[1]) annehmen, dass diese Larven bei sonst gesunden Pferden nicht nachtheilig wirken, aber bei kranken Thieren sogar die Magen- oder Darmwände durchbohren können.

In einem hier vorgekommenen Falle starb ein Pferd an Verblutung in den Magen, welche durch Bremsenlarven verursacht war. Die Larven lagen alle todt im Magen (wovon sie getödtet worden sind, ob durch Arzneimittel, die dem Pferde wegen einer andern Krankheit gereicht worden waren, kann nicht festgestellt werden). Bei dem Einspritzen von warmem Wasser in die Magenarterie kam das Wasser durch alle die Grübchen, in welchen die Larven festgesessen hatten, deutlich hervor, und es musste mit Grund angenommen werden, dass auch dort das Blut hervorgequollen war. Die Krankheitsgeschichte hat Hertwig[2]) mitgetheilt.

Zu §. 161. S. 157.

Adamowicz[3]) beobachtete eine tödlich gewordene Verstopfung der Oeffnung zwischen dem Wanste und der Haube einer Kuh, durch drei gänseeigrosse, nicht incrustirte Haarbälle.

Zu §. 162. Note.

Nach einer von Marheineke (Magaz. II. S. 370) mitgetheilten Beobachtung hatte eine Kuh verschiedene Klei-

[1]) Ueber die Bremsenlarven. Uebersetzt von Hertwig im Mag. IV. S. 66 ff.

[2]) Magaz. IV. 74. Note.

[3]) Ebend. VI. S. 445.

dungsstücke zu verschiedenen Zeiten verschlungen, ohne Nachtheil davon zu haben.

Zu §. 162. S. 159.

Ob die von Cartwright [1]) im zweiten Magen einer Kuh gefundenen Steine, die zusammen 10 Pfund wogen, verschluckt waren, oder sich dort erzeugt hatten, ist wegen fehlender Beschreibung nicht zu ersehen; doch ist das Letzte wohl am wahrscheinlichsten.

Zu §. 165. S. 162.

Die genannte Krankheit ist in neuerer Zeit von Würtembergischen oder Schweizer Thierärzten öfter beobachtet und beschrieben worden (vergl. Rep. I. V. VII. Jahrg.), und die Meisten theilen die Ansicht von Oesterlen, dass nämlich durch fehlerhaftes Kastriren, besonders junger Bullkälber, die Prädisposition gegeben wird. Auffallend erscheint es aber, dass nur in Bergländern diese Krankheit beobachtet wird, und dass sie in den Ebenen völlig unbekannt ist. Ich habe daher die Vermuthung, dass bei dem Ziehen oder Weiden bergauf die Eingeweide so stark auf dem Becken lasten, und dadurch Zerreissung der Bauchfellfalte bewirken. Denn wäre die fehlerhafte Kastration die einzige prädisponirende Ursache, so müsste auch das Uebel in den Ebenen vorkommen, wo eben so schlecht von Unberufenen kastrirt wird. Zur Heilung wird auch die Zerreissung des Samenleiters durch die in den Mastdarm eingebrachte Hand von Vielen empfohlen und der Flankenschnitt nur in verzweifelten Fällen gemacht.

Zu §. 167. S. 162.

Zur Entstehung der Darm-Einschiebung ist oft eine Strictur die nächste Veranlassung, oder bei Hunden sind es verschluckte fremde Körper; namentlich wurde bei einem Hunde eine Masse verschluckter Bänder die Ursache der Einschiebung.

[1]) The Veterinarian. 1841. p. 529. Magaz. IX. S. 373.

Zu §. 168. S. 164.

Leblanc [1]) fand bei einem 10 jähr. Pferde, nachdem es 57 Tage mit Unterbrechungen an Kolik gelitten hatte, und dann an Magenberstung starb, bei der Section ein 1' langes Stück Dünndarm frei im Grimmdarme liegend; es war an beiden Enden offen und schien durch Brand abgestossen zu sein, indem es wahrscheinlich eingeschoben gewesen war. Die vorderen 8 Fuss des Dünndarms hatten ½ Z. dicke Wände, dann fand sich eine Erweiterung, und von dieser ab ein enger Kanal von Narbengewebe, der in den normalen aber leeren übrigen Dünndarm führte. Hier (an der engen Stelle) schien die Einschiebung und später (brandige) Abstossung, dann Verwachsung der getrennten Theile stattgefunden zu haben.

Wettich [2]) fand bei einem Füllen, welches 24 Stunden nach der Geburt wiederholt an Krampf des Vordertheiles, besonders an Trismus gelitten hatte, 6 Einschiebungen des Dünndarms, wobei das vordere eingeschobene Stück immer verengt war.

Zu §. 170. S. 166.

Bei einem Pferde, welches einen Bauchbruch hatte, entstand Verschlingung des ausgetretenen Dünndarmes, weil die Bauchmuskeln mehre Oeffnungen mit zwischenliegenden Brücken hatten.

Zu §. 171. S. 168.

Die nächsten Beschwerden sind die des Athmens, wie dies auch Waltrup [3]) bei einem Pferde beobachtete, bei welchem ein Theil des Grimmdarmes in der Brusthöhle lag.

Zu §. 173. S. 170.

Wettich [4]) fand ein Divertikel beim Fohlen mit den

[1]) Journ. de médec. vétér. theor. et pract. 1834. Mars. p. 65. Magaz. I. S. 249.

[2]) Magaz. f. d. ges. Thierheilk. IV. S. 521.

[3]) Ebend. II. S. 442.

[4]) Briefliche Mittheilung.

Bauchmuskeln verwachsen. Bisweilen kommen auch zwei sogar drei solcher Anhänge bei Pferden am Hüftdarm vor, wovon aber einer (oder zwei) wohl ein Bruch der Schleimhaut ist.

Zu §. 174. S. 170.

Bei Pferden ist bisweilen das Endstück des Mastdarms sehr erweitert und erschlafft, dass sie ohne Hülfe den Koth nicht völlig entleeren können.

Zu §. 174. S. 171.

Kampmann fand bei einem Jagdhunde, 6 Zoll vom After entfernt, einen Ball aus weissen Wollhaaren, von der Grösse eines Gänseeies [1]).

Zu §. 175. S. 171.

Auch die Stricturen am Mastdarme des Pferdes sind von englischen Thierärzten mehrfach beobachtet worden. Es zeigten sich immer die Symptome der Kolik, an welcher die Thiere auch starben [2]).

Zu §. 176. S. 172.

Der Mastdarm wird auch wohl bei ungeschicktem Ausräumen des Mistes mit der Hand durchstossen, indem alle thierische Häute bei lebenden Thieren viel weicher und zarter sind, als bei erkalteten Leichen.

Zu §. 176. S. 173.

Auch Schrader [3]) fand bei einem Pferde eine Oeffnung im Dünndarm, ohne dass die Ursache ermittelt wurde. Es waren Futterstoffe durch die Oeffnung gedrungen, zwischen die Blätter des Gekröses getreten und nachdem diese zerrissen waren, in die Brusthöhle gefallen, wodurch der Tod herbeigeführt wurde.

[1]) Magaz. f. d. ges. Thierheil. V. S. 481.
[2]) The Veterinarian. 1840, 41, 44.
[3]) In Wachenhusens Zeitung für Pferdeliebh. 1832. S. 235.

Williamson[1]) sah den Hüftdarm bei einem Hunde, der von einem andern niedergeworfen war, mit einer Oeffnung in die Bauchhöhle und es war blutige Flüssigkeit ausgetreten, wie sie der Hund auch während des Lebens theils ausgebrochen, theils durch den After entleert hatte.

Zu §. 177. S. 173.

In der neueren Zeit ist die Punctur des Dickdarms in der Windkolik bei Pferden öfter mit Glück gemacht worden.

Durch die Verletzung eines Darmes von aussen entsteht eine Darm- oder Kothfistel (*Fistula stercoralis*), wenn die Oeffnung wie bei einer Fistel eng und der Gang lang ist; oder man nennt eine grössere Verletzung, durch welche der Darminhalt nach aussen abgeht, einen falschen oder künstlichen After (*Anus artificialis*).

Zu §. 177. S. 174.

Andere Fälle von Darmfisteln und falschem After haben Urban[2]), Körber[3]), Curdt[4]) und Lindenberg[5]) beobachtet; in dem von Körber mitgetheilten Falle wurde die Heilung bewirkt.

Zu §. 179. S. 175.

Ich habe bei verschiedenen Pferden einen oder den anderen Theil des Darmes mit den Bauchwänden oder mit anderen Eingeweiden verwachsen gefunden, und ich halte dies nicht für ganz gleichgültig, wenn man auch nicht immer eine bestimmte Krankheit davon ableiten kann. — Schrader[6]) fand, dass solche Pferde oft an Kolik litten. Bei castrirten weiblichen Schweinen kommt eine Ver-

[1]) The Veterinar. 1844. p. 628.
[2]) Busch, Zeitschr. I. Heft 3. S. 128.
[3]) Magaz. f. d. ges. Thierheilk. II. S. 83. 380.
[4]) Ebend. III. S. 456.
[5]) Ebend. VIII. S. 55.
[6]) A. a. O. S. 247.

wachsung eines Darmtheiles mit der Bauchwand an der Kastrationsstelle nicht selten vor, und man will Abmagerung der Thiere danach gesehen haben. Auch bildet sich an dieser Stelle bisweilen eine Knochenplatte oder knöcherne Kapsel am Bauchfelle.

Zu §. 180. S. 176.

Bei dem Rindvieh kommt die sogen. croupöse Entzündung der Schleimhaut des Darmes vor, wobei mehr oder weniger grosse Massen der plastischen Erzeugnisse durch den After abgehen. Ich habe die mir bekannten Beobachtungen in einem Aufsatze zusammengestellt [1]).

Zu §. 181. S. 179.

Die in der Rinderpest angeblich vorkommenden Darmgeschwure sind durch die Beobachtungen in neuerer Zeit vollkommen nachgewiesen, und es hat dadurch diese Krankheit einige Aehnlichkeit mit dem Abdominaltyphus des Menschen, übrigens ist sie aber doch eine Krankheit eigener Art.

Scheinbare Geschwüre fand Wettich [2]) im Blind- und Grimmdarme eines 3 Monate alten Fohlens, welches an tuberkulöser Lungenschwindsucht starb. Es zeigte sich, dass die Scheingeschwüre nach innen aufgebrochene Tuberkeln waren.

Zu §. 182. S. 179.

Bei der Mastdarmfistel bildet sich zuerst der Eiter in dem lockern Zellgewebe zwischen dem Mastdarme und dem Kreuzbeine.

Bei Hunden entsteht sie auch durch Hämorrhoiden.

Zu §. 183. S. 180.

Es scheint mir die mehre Mal hier gemachte Beobachtung

[1]) Magaz. f. d. ges. Thierheilk. XIII. S. 80.

[2]) Ebend. IV. S. 51. No. 295.

interessant zu sein, dass bei Pferden an der serösen Haut des Dünndarmes nur an den Stellen Fleckenmelanosen vorkamen, wo sich an der Schleimhaut Peyersche Drüsen befanden. Ich halte solche Melanosen für ganz unschädlich.

Zu §. 183. S. 181.

Ein grosses *Sarcom* fand Thommes [1]) an der linken Seite am Dünndarme, und wenn das Pferd auf der rechten Seite lag, der Darm also durch das *Sarcom* gezerrt wurde, traten die Bestrebungen zum Erbrechen ein, daher veränderte es die Lage sogleich.

Zu §. 183. S. 182.

An der serösen Haut des Darmes und am Gekröse der Schweine, die in den Sommermonaten geschlachtet wurden, fand J. Hunter [2]) lufthaltige Blasen in Gruppen zusammenliegend. Es ist noch zweifelhaft, ob diese Blasen von einem Zersetzungsprosse herrühren, oder nicht. Ich fand dieselben auch.

Zu §. 184. S. 182.

Krause [3]) fand bei einem 2½ Jahre alten Pferde, welches seit einem halben Jahre wegen schlechter Fresslust sichtlich abgenommen hatte, eine enorme Menge von Würmern theils im Darme, theils in der Brust- und Bauchhöhle, nämlich von *Ascaris megalocephala* 519 St., *Oxyuris curvula* 191 St., *Strongylus armatus maj.* 214 St., *Taenia perfoliata* 69 St., *Strongylus tetracanthus* Tausende. *Filaria papillosa* 287 St., *Cysticercus fistularis* 6 St.

Ich glaube, dass der Bandwurm bei dem Menschen durch die Bewegungen einen Kitzel in der Darmschleimhaut erzeugt, wodurch sich die vielerlei nervösen Zufälle

1) Magaz. II. S. 226.

2) Observat. on certain parts of the animal oeconomy. II. Edit. London 1792. 4. p. 207. Pl. XIV.

3) Magaz. f. d. ges. Thierheilk. IX. S. 393.

erklären würden. Da aber bei den Thieren, die gröbere Nahrungsmittel geniessen, die Reizbarkeit der Schleimhaut mehr abgestumpft wird, so können auch die Bewegungen der Würmer nicht so leicht üble Zufälle erregen, und es zeigt sich daher fast nur bei Hunden bisweilen eine durch diese Würmer bedingte Krankheit. — Die Larven von *Gastrus*, die sich am Endstück des Mastdarms bei Pferden ansetzen, erregen bisweilen so heftigen Reiz, dass durch anhaltendes Drängen ein Vorfall des Mastdarms entsteht, wie dies Hertwig [1]) beobachtete.

Zu §. 185. S. 184.

Nach Fürstenberg's Untersuchung bestehen diese Steinchen aus:

Kohlensaurem Kalk	71,00
Kohlensaurer Magnesia	18,66
Organischer Materie	7,16
Wasser	3,18
	100,00

Sie unterscheiden sich daher von den eigentlichen Darmsteinen und gleichen mehr einem S. 20 beschriebenen Nierensteine vom Rinde.

Zu §. 187. S. 185.

Adamowicz [2]) sah einen Leberbruch durch das Zwerchfell bei einem Ferkel, welches laut röchelte und Erstickungszufälle bekam.

Gerlach [3]) behandelte und heilte einen Hund, der einen Leberbruch an der linken Seite hatte, wo die Leber zwischen der elften und zwölften Rippe hervorgetreten war. Die Veranlassung zum Bruche war eine äussere Gewalt, denn auch die zwölfte Rippe war geknickt.

Adamowicz [4]) führt einen Fall an, wo bei einer Kuh

[1]) Magaz. f. d. ges. Thierheilk. IV. S. 81. Note.
[2]) Ebend. VI. S. 443.
[3]) Ebend. VII. S. 211.
[4]) Ebend. VI. S. 443.

die Gallenblase zwischen den zwei letzten Rippen (der rechten Seite?) lag und leicht mit den Rippenmuskeln verwachsen war.

Zu §. 189. S. 188.

La Notte [1]) machte die Beobachtung, dass bei zu reichlich ernährten, drei Monate alten Lämmern die Zerreissung der Leber bei 15 Stück erfolgte.

Zu §. 190. S. 189.

In der Gallenblase eines geschlachteten Ochsen fanden sich viele längliche, polypenartige Auswüchse der Schleimhaut [2]).

Zu §. 191. S. 189.

Bei einer Kuh, die ein ganzes Jahr immer an Aufblähen litt, fand Giesker [3]) die Leber so weit geschwunden, dass nur ein Theil von zwei Hände breit von der Drüsensubstanz übrig war. Das Uebrige war in einen häutigen Sack, der einer Mütze glich, umgewandelt. Hier waren also die Verdauungsbeschwerden offenbar durch den Mangel an Galle verursacht.

Die Atrophie der Leber zeigt sich auch in der Fäule der Schafe, namentlich wenn viel Leberegel (*Distoma hepaticum*) in den Gängen der Leber enthalten sind. Dann liegen die Lebergänge als weisse, ausgedehnte Gefässe ganz nahe an der Oberfläche, weil die Substanz sie nicht mehr deckt.

Zu §. 192. S. 190.

Adamowicz [4]) beobachtete die Berstung der Gallenblase bei einem Hunde nach einer langwierigen Hundeseuche.

[1]) Magaz. f. d. ges. Thierheilk. VII. S. 25.
[2]) Samml. d. Thierarzneisch. No. 3827.
[3]) In v. Mosel's und v. Tennecker's Archiv für thierärztliche Erfahrungen S. 131.
[4]) Magaz. VI. S. 444.

Zu §. 194. S. 192.

Die zu derbe Leber lässt sich nach Durchschneidung der äusseren Haut brechen; die zu mürbe oder weiche Leber nicht.

Eine blassgelbe oder orangegelbe Farbe hat auch die Leber in der Fettsucht (*Stearosis*) dieses Organs. Das Fett ist in Form von Fett-Tropfen mehr oder weniger reichlich zwischen den eigenen (mikroskopischen) Leberzellen, die übrigens hier sparsamer als im gesunden Zustande vorkommen, enthalten. Eine dünne Scheibe einer solchen Leber brennt am Lichte, nachdem das Wasser verknistert ist, mit heller, russender Flamme. Ich finde die Fettleber oft bei der Influenza der Pferde (ich hielt dies früher für Entzündung), auch bei Hunden und Hühnern, und bei den gemästeten Gänsen ist die grosse Leber immer eine Fettleber.

Zu §. 195. S. 193.

An der Leber der Wiederkäuer und des Schweines kommt auch ***Echinococcus Veterinorum***, und bei den letzten auch ***Cysticercus cellulosae*** vor, den ich auch bei einem Hunde fand.

Zu §. 196. S. 193.

In den Gallengängen und in der Gallenblase der Katze habe ich ***Distoma Conus*** erst einmal gefunden.

Adamowicz [1]) fand bei einem wassersüchtigen Ferkel die ganze Gallenblase von einem ***Cysticercus tenuicollis*** ausgefüllt.

Zu §. 196. S. 194.

Birnbaum [2]) fand über 400 Gallensteine in den Gallengängen eines Pferdes, welches seit zwei Jahren sehr an Verstopfungskolik gelitten hatte (wahrscheinlich wegen des Mangels von Galle im Darm), sehr abgemagert war und an Berstung der Pfortader starb.

[1]) Magaz. f. d. ges. Thierheilk. VI. S. 443.

[2]) Ebend. V. S. 301.

Auch ganz fremdartige Dinge kommen in der Gallenblase vor. So fand namentlich Senn[1]) bei einer alten Kuh, die längere Zeit an Verdauungsbeschwerden gelitten hatte und deshalb getödtet wurde, die Gallenblase von der Grösse einer Schweinsharnblase, und mit verdauten Futterstoffen vollgepfropft. Der gemeinschaftliche Gallengang war an seiner Einmündung in den Zwölffingerdarm 2 Zoll weit, die Leber war voll von Verhärtungen und wog 31 Pfund.

Einigemal fand Schliemann hier bei geschlachteten Schweinen die Gallenblase ganz mit Sand angefüllt, und Hönisch[2]) sah bei einem 1½ Jahr alten Schweine den Sand nicht bloss in der Gallenblase, sondern auch in den Gängen der Leber. Das Schwein hatte immer unregelmässige Fresslust gezeigt, beständig nur harten Mist abgesetzt, und die letzten sechs Wochen wollte es gar nicht fressen, als es plötzlich wie toll sich geberdete, dann in einen Zustand von Bewusstlosigkeit verfiel und getödtet wurde. Der gemeinschaftliche Gallengang fand sich ausserordentlich ausgedehnt.

Offenbar sind diese Dinge aus dem Darmkanal, bei dem Rückfluss der Galle, in die Gallenblase und Leber zurückgeführt und dort zurückgeblieben.

Zu §. 197. S. 194.

Aber Bergemann[3]) fand bei einer Kuh die sehr grosse Milz durch das gerissene Zwerchfell in die Brusthöhle getreten, wo sie solche Athembeschwerden verursachte, dass die Krankheit irrthümlich für Lungenseuche gehalten wurde. Die Milz war 2′ 10″ lang, 10″ breit, 6″ dick und 31 Pfund schwer; sie enthielt einen Abscess, in welchem 5 Quart stinkenden Eiters enthalten waren.

[1]) Repertor. I. S. 301.
[2]) Magaz. f. d. ges. Thierheilk. XII. S. 49. No. 269.
[3]) Ebend. XII. S. 80.

Zu §. 198. S. 195.

Ausser mehreren zu grossen Pferdemilzen befindet sich in der hiesigen Sammlung auch eine zu grosse Schweinemilz, die 2 Fuss lang und am oberen Ende 6 Zoll breit ist[1]), und Adamowicz[2]) fand eine solche Milz von 15 Pfd. Gewicht. — Ueber eine sehr grosse Milz bei einer Kuh s. den vorigen Paragraphen.

Man bringt aber auch andere Erscheinungen mit dem Fehlen oder der Verkümmerung der Milz in Verbindung. So beobachtete Kersting[3]), dass ein Hund, dem man die Milz exstirpirt hatte, mehr Urin als gewöhnlich entleerte, sich aber sonst wohl befand. Auch Schrader[4]) fand das häufige und reichliche Uriniren bei einem Hunde, bei welchem die Milz, vor einiger Zeit gerissen, sehr geschwunden war, und an welcher sich Extravasate in Form von abgerundeten Knollen gebildet hatten.

Zu §. 199. S. 196.

Cruzel[5]) giebt eine Reihe von Beobachtungen über Milzentzündung bei Ochsen. Wenn die Thiere längere Zeit am Wiederkäuen gehindert werden, z. B. durch Arbeit oder Bewegung anderer Art, besonders bei kalter und feuchter Witterung, so entsteht Auftreibung der linken Flanken- und Unterrippengegend, jedoch nicht so schnell und nicht so stark, wie bei der Trommelsucht. Beim Anklopfen hört man nur schwachen Wiederhall, der After wird nicht hervorgetrieben, der Urin fliesst nicht beständig in Tropfen ab, das Athmen ist zwar schneller, aber nicht kurz und hastig. Das Gehen ist im Anfang der Krankheit etwas beschwerlich und das Wiederkäuen hat seit der letzten Fütterung noch nicht stattgefunden. Bei längerer Dauer geschieht das

[1]) Magaz. f. d. ges. Thierheilk. XII. S. 50. No. 271.

[2]) Ebend. VI. S. 444.

[3]) Kersting's nachgelassene Manuscripte über die Pferdearzneiwissenschaft. 1803. S. 195.

[4]) In Wachenhusen's Zeit. f. Pferdeliebh. 1832. S. 284.

[5]) Journ. de médec. vétérin. théor. et prat. 1834. Novbr. p. 321.

Wiederkäuen periodisch, der Koth ist entweder trocken oder flüssig und wird in Absätzen entleert. Oft ist Magen- und Darmentzündung damit complicirt.

Section.

1) Bei der acuten Milzentzündung ist die Milz am hinteren Rande geborsten, braun und weich.

2) In der chronischen Entzündung findet sich die Milz voluminös, mit dem Magen und Zwerchfell fest verwachsen, im Innern eine knotige Masse und Abscesse enthaltend.

Wenn auch aus den Sectionsergebnissen bei der sogenannten chronischen Milzentzündung eine während des Lebens zugegen gewesene Entzündung gefolgert werden kann, so ist dies doch nicht bei der acuten, und eben so wenig aus den Krankheitssymptomen möglich.

Zu §. 200. S. 197.

In der hiesigen Sammlung befinden sich Milze von Pferden mit Sarcomen in verschiedenen Stadien, und bei der einen [1]) hat das erweichte Sarcom den Umfang eines Pferdemagens; sie war ganz nach der rechten Seite gedrängt. Das Pferd hatte nur drei Tage vor dem Tode mässige Kolikschmerzen und ein typhöses Fieber gehabt, aber kurz vor dem Tode zeigte es heftige Schmerzen im Bauche.

Die sogenannten Milzsteine sind meist kalkige Ablagerungen in den Gefässen der Milz.

Zu §. 201. S. 198.

In dem Ausführungsgange der Bauchspeicheldrüse einer Kuh fand Gielen Steine, die von Fürstenberg (s. oben S. 14) analysirt worden sind.

Zu §. 203. S. 200.

Eine Beobachtung bei einem Hengste, bei welchem sich eine über 100 Pfund schwere Niere (die rechte) nach

[1]) Magaz. f. d. ges. Thierheilk. XII. S. 50. No. 273.

dem Tode vorfand, hat Freeman [1]) mitgetheilt. Bei dem sechsjährigen Beschäler entstand nach und nach eine so starke Anschwellung des Bauches, dass er endlich einer hochträchtigen Kuh ähnlich sah. Legte er sich auf die linke Seite, so konnte man unter den Bauchdecken eine grosse harte Substanz fühlen. Der Appetit war fast ganz verschwunden, aber das Thier urinirte viel. Eilf Tage nach der ersten Untersuchung starb es, und bei der Section fand sich jene enorme Niere (die wahrscheinlich durch abgesetzten Faserstoff oder Tuberkelmasse so vergrössert war?), und an der Leber und im Gekröse fanden sich noch viele Geschwülste. Ueber die Entstehung war nichts mit Sicherheit zu ermitteln.

Auch in der hiesigen Sammlung befinden sich zwei sehr vergrösserte Nieren von zwei Pferden, über deren Krankheitsgeschichte nichts bekannt ist.

La Notte [2]) fand bei einem neugeborenen Hengstfohlen beide Nieren durch unzählbare kleine Hydatiden enorm vergrössert.

Bei einem erwachsenen Pferde fand ich die sonst gesunden Nieren grösser als gewöhnlich und am vorderen Ende verschmolzen [3]). Dieser Bildungsfehler kommt meist mit anderen Missbildungen zugleich vor.

Rossignol [4]) fand bei einer Kuh die linke Niere 10—12 Pfund schwer und leitete die tödtlich gewordene Krankheit davon her.

§. 203a. zu S. 201.

Das Schwinden einer Niere geschieht auch dann, wenn der Abfluss des Urins in die Harnblase verhindert ist, entweder durch Verwachsung der Blasenmündung des Harnleiters, oder durch Verschliessung desselben mittelst eines Blasensteins; beide Fälle sind mir vorgekommen. Der noch

[1]) The Veterinarian. 1839. p. 619.

[2]) Magaz. f. d. ges. Thierheilk. II. S. 224.

[3]) Samml. d. Thierarzneischule No. 3730.

[4]) Journ. de médec. vétér. de Lyon. 1848.

von der Niere abgesonderte Urin häuft sich im Harnleiter an, dieser wird erweitert und zugleich verlängert (geschlängelt), und der Urin staut bis in die Niere zurück und wird die mechanisch wirkende Ursache zum Schwinden der Nierensubstanz.

Es kommt aber bei den Hausthieren auch ein Verschwinden aller Nierensubstanz vor, wobei nur die eigene Haut und das Nierenbecken mit seinen Fortsätzen zurückbleibt, ohne dass die Ursachen aufzufinden sind. Ich fand einige Male bloss dicken Schleim in der häutigen Kapsel, in anderen wässerige Flüssigkeit, und diesen letzten Zustand nennt man auch Nierenwassersucht (***Hydrops renis***). Diese Nierenwassersucht kommt bei Schweinen nicht selten vor, und bei einer von Fürstenberg mit der Flüssigkeit angestellten Analyse ergab es sich, dass sie wie ein sehr wasserreicher Urin sich verhielt. So lange noch eine Niere gesund ist, wird das Schwinden der zweiten durch auffallende Krankheitszeichen nicht wahrgenommen.

Der von Fischer [1]) angeführte Fall, wo bei einer am Rotz leidenden Stute das Nierenbecken der linken Niere gerissen war und eine Verblutung von der Niere aus stattgefunden hatte, ist insofern etwas zweifelhaft, als der Verfasser von Nierenkelchen spricht, die bekanntlich in der Pferdeniere nicht vorkommen.

Zu §. 207. S. 203.

In der bei den Hausthieren, besonders Pferden, vorkommenden wässerigen Harnruhr oder dem Lauterstall (***Diabetes insipidus***) ist besonders die Absonderung zu sehr gesteigert, ohne dass materielle Veränderungen in dem Nierengewebe nachgewiesen sind.

Hingegen findet sich bei einer anderen Art von krankhafter Urinsecretion, nämlich bei dem Eiweissharn (***Albuminuria***), häufig eine veränderte Beschaffenheit der Nieren, indem diese im Innern sehr viele Fettkügelchen ent-

[1]) Journ. vétérin. et agricole de Belgique. 1846.

halten, weshalb man diesen Zustand Fettsucht (*Stearosis*) der Nieren nennt. Sie sind dabei gelblich gefärbt, selten etwas aufgetrieben.

Zu §. 214. S. 210.

Bei einem 8 Tage alten Füllen fand Eléouet[1]) einen Blasenbruch bei der Bruch-Operation. Die Blase wurde leicht zurückgebracht, aber nach etwa 14 Tagen starb das Füllen an einer grossen Anhäufung von Eiter zwischen den Bauchmuskeln.

Prinz[2]) fand einen Scheiden-Blasenbruch bei einer Kuh, welcher bei dem Gebären Hülfe geleistet werden musste. Die Kuh wurde bald kreuzlahm und hatte einen Vorfall der Mutterscheide, in Form eines grossen rundlichen Beutels. Dieser bestand aus der linken Wand der Scheide und enthielt die nach links umgeschlagene Harnblase. Die Reposition wurde zwar mit Erfolg gemacht, aber das Thier wegen der Kreuzlähmung nicht weiter behandelt.

Zu §. 215. S. 212.

Neale[3]) sah die Umstülpung und den Vorfall der Harnblase bei einer Sau nach dem Gebären. Versuche, sie zurückzubringen, waren vergeblich, weshalb man das Thier seinem Schicksale überliess. Die Sau säugte ihre Ferkel und wurde nach vier Monaten geschlachtet, war 160 Pfund schwer und hatte keine Spur von Harnblase mehr (sie ist also wahrscheinlich brandig abgefallen).

Zu §. 216. S. 212.

Durch einen grossen Abscess zwischen Mastdarm und Scheide bei einer Stute wurde der zu häufige Abgang des Urins hervorgebracht, und nachdem Eberhardt[4]) den

[1]) Recueil de médec. vétér. 1841. p. 361.
[2]) Wöchentl. Beitr. z. med. u. chir. Klinik. 1833. S. 138.
[3]) The Veterinarian. 1838. p. 410.
[4]) Magaz. XII. S. 304.

Eiter durch einen Einstich in die obere Scheidewand entleert hatte, hörte das Uebel auf. Auch der in der letzten Zeit zurückgehaltene Koth konnte nun wieder leicht abgesetzt werden.

Zu §. 219. S. 215.

Die Fälle von Zerreissung der Harnblase mit Ergiessung des Urins in die Bauchhöhle und tödtlichem Ausgange sind bei allen Arten der Hausthiere häufig beobachtet worden; der Tod tritt bei einigen früher, bei anderen später ein. Es giebt Fälle, wo bei Ochsen erst 10 Tage [1]) nach dem Riss der Tod erfolgte. Sollte dieser nicht durch Uebergang von Urin in das Blut bewirkt werden? denn Bauchfell-Entzündung ist nicht immer zugegen.

Zu den selten vorkommenden Ursachen des Blasenrisses gehört die Gegenwart eines spitzigen Knochen-Auswuchses an der Schambeinfuge. Barthélemy [2]) hat einen solchen Fall bei einem Pferde beobachtet, welches 12 Tage nach dem Anfange der Krankheit (Kolik und Harnverhaltung) starb, doch war nicht zu ermitteln, wann die Durchbohrung der Blase erfolgt und der Urin in die Bauchhöhle geflossen war.

Zu §. 220. S. 215.

Wenn nach der unvorsichtigen Anwendung der Canthariden auch nicht immer wirkliche Blasenentzündung entsteht, so bilden sich doch mehr oder minder grosse Sugillationen an der Schleimhaut.

Das Vorkommen von Geschwüren an der Schleimhaut der Harnblase scheint auch selten zu sein; ich kenne nur erst wenige, beim Pferde beobachtete Fälle.

Zu §. 221. S. 215.

Verschiedene Aftergebilde, namentlich Polypen, Sar-

[1]) Nach brieflicher Mittheilung vom Thierarzt Klette.

[2]) Recueil de médec. vétér. 1842. p. 5.

come und Krebs, auch Fettgeschwülste, entstehen zwischen den Häuten der Harnblase, drängen nach der Höhle und liegen bisweilen sogar frei in der Harnblase. Juling [1]) fand einen Polypen in der Harnblase einer Kuh, welche den Urin mit grosser Anstrengung und nur in einem Strahl von der Stärke eines Federkiels entleerte. Der Polyp fand sich bei der später geschlachteten Kuh im Blasenhalse, wodurch auch das längere Zeit bestehende beschwerliche Uriniren verursacht worden war. — Bei einem Ochsen, der an Harnverhaltung litt und dann am Blasenriss starb, fand Mecke [2]) viele Sarcome an der Schleimhaut der Blase, und eins von diesen war in die Harnröhrenmündung gedrängt.

Zu §. 221. S. 216.

Hering [3]) beobachtete den Blasenkrebs bei einem männlichen Hunde, der in Folge dieses Uebels an Abzehrung und Entkräftung starb.

Zu §. 223. S. 217.

Die Harnsteine kommen oft bei erwachsenen, selten bei ganz jungen Thieren vor, doch fand Leclerq [4]) bei einem 87 Tage alten Fohlen mehr als 100 Steine in der Blase, und diese gerissen.

Zu §. 223. S. 218.

In seltenen Fällen geht ein Stein bei weiblichen Thieren durch die Harnröhre ab. Strehle [5]) theilt einen solchen Fall von einer 10jährigen Stute mit, bei welcher der Stein unter Erscheinungen wie bei dem Gebären abging; der Stein wog 4½ Unzen.

Zu §. 225. S. 219.

In der von dergleichen Hoden abgesonderten Flüssig-

[1]) Magaz. III. S. 116.

[2]) Ebend. S. 119.

[3]) Repertor. VI. S. 22.

[4]) Journ. vétér. de Belgique. 1844.

[5]) Repertor. IV. S. 126.

keit habe ich bei mehreren Untersuchungen keine Samenthierchen gefunden, aber es ist noch zweifelhaft, ob eine Befruchtung wirklich stattfindet, indem die darüber gemachten Beobachtungen widersprechend sind.

Zu §. 226. S. 220.

Nach Vatel's Beobachtungen, die von Hertwig [1]) bestätigt sind, geht die Hodenentzündung bei Hengsten oft der Selbstentwickelung der Rotzkrankheit voraus. Nach scheinbar zertheilter Entzündung trat in einem Falle nach 7 Tagen, in einem zweiten nach 5 Wochen, die Rotzkrankheit ein. Die Hoden enthielten eine Substanz, welche der von erweichten Tuberkeln glich.

Eine bei Pferden, Rindern und Ziegen enzootisch vorkommende Vereiterung der Hoden, welche Thiere jedes Alters, besonders aber Bullkälber befällt, ist von Wallraff [2]) beobachtet worden, ohne dass die Ursachen zu ermitteln waren.

Auch in der hiesigen Sammlung befinden sich Hoden mit Abscessen von ganz jungen Wiederkäuern, namentlich einer von einem 2 Tage alten Kalbe.

Zu §. 227. S. 221.

Ein ganz ähnlicher Fall, wo der Fleischbruch des Hodens mit einem Sarcom in der Bauchhöhle in Verbindung steht, ist auch in der hiesigen Sammlung, nur ist der Hode nicht so schwer; der Hengst war 30 Jahre alt.

Selten kommen in den Hoden die Zahn- und Haar-Balggeschwülste vor; natürlich ist die Hodensubstanz geschwunden (vergl. oben S. 9).

Zu §. 228. S. 221.

Bei dem Wasserbruche ist das Serum auch bisweilen in besonderen Blasen (Cysten) eingeschlossen.

[1]) Magaz. II. S. 351.

[2]) Repertor. VII. S. 219.

Die Auftreibung des Hodensackes durch Blut, welches theils in die Scheidenhaut, theils in das Zellgewebe des Hodensackes ergossen ist, nennt man Blutbruch (*Haematocele*). Die Veranlassung ist eine Quetschung, meist ein Hufschlag, und da das Uebel schnell entsteht, so kann es mit einem Darmbruche wohl verwechselt werden. Zwei Fälle dieser Art wurden von Bouley [1]) und Duroisel [2]) bei Hengsten beobachtet.

Ausser Serum und Blut kommt auch eine Ansammlung von Eiter in der Höhle der Scheidenhaut des Samenstranges vor, welcher Prinz [3]) den Namen *Empyocele funiculi spermatici* (*Pyocele?*) gegeben hat. Er fand sie bei Thieren, die schon vor längerer Zeit castrirt worden waren, namentlich bei Ochsen und Pferden, konnte aber keine bestimmte Veranlassung dazu auffinden.

Zu §. 229. S. 222.

Die Blutgefässe des Samenstranges von Ochsen fand Prinz [4]) in einigen Fällen ungemein ausgedehnt, und zwar die innere Samenvene dadurch, dass die innere Samenarterie in sie einmündete. Die Arterie war $\frac{1}{4}$ Zoll dick, die Vene hatte $1\frac{1}{2}$ Zoll im Durchmesser. Die Veranlassung zu diesem *Aneurysma varicosum* wird theils in der Beschaffenheit des Samenstranges des Rindes, theils in der Castrationsmethode gefunden, bei welcher die abgeschnittene und nicht ertödtete Arterie in die offene Venenmündung eindringen soll. Die Folgen werden nicht für sehr bedenklich gehalten.

Zu §. 230. S. 222.

In den Cowper'schen Drüsen eines 8jährigen Schafbockes fand Burmeister einmal kleine Steinchen [5]) (vielleicht Harnsteinchen?)

[1]) Recueil de médec. vétér. 1844. p. 401. (Repertor. V. S. 247.)

[2]) Ebend. p. 603. (Repertor. V. S. 318.)

[3]) Magaz. II. S. 439.

[4]) Ebend. S. 425.

[5]) Magaz. XII. S. 19. No. 69.

Zu §. 231. S. 223.

Es giebt aber auch eine nicht angeborene fehlerhafte Lage der Ruthe, nämlich den Vorfall (***Prolapsus penis***). Einen solchen sah Prinz [1]) bei einem jungen Hunde, der vielfältige, aber fruchtlose Bemühungen zur Begattung gemacht hatte.

Ueber einen in der That seltenen Krankheitszustand der männlichen Ruthe, nämlich über den Bruch des Ruthenknochens eines Hundes während der Begattung, hat Röttger [2]) eine Beobachtung mitgetheilt. Während der innigen Vereinigung mit der Hündin ist der Hund von anderen Hunden angefallen worden, und es ist offenbar am Becken der Hündin der Ruthenknochen wahrend des Kampfes gebrochen. Die Folge des Bruches war grosse Beschwerde beim Uriniren, und da der Bruch schief geheilt und die Harnröhre dadurch sehr verengt war, so dauerte die Harnbeschwerde abwechselnd mit Besserung fort, und endlich starb der Hund an Blasenzerreissung, jedoch erst fast 9 Monat nach erfolgtem Bruche.

Zu §. 232. S. 223.

Die erste dieser Krankheiten (***Phimosis***) kommt nicht selten bei Ochsen und Hammeln vor, und heisst hier auch Nabelgeschwulst, Baumschlund oder Mieten. Sie zeigt sich bisweilen bei vielen Thieren zu gleicher Zeit, daher ist es wahrscheinlich, dass sie aus allgemeinen Ursachen, namentlich nach dem Genusse solcher Nahrungsmittel entsteht, die dem Urin eine scharfe, ätzende Eigenschaft geben. Bei Vernachlässigung des Uebels entstehen nicht allein Zerstörungen der Vorhaut, sondern auch des vorderen Theiles der Ruthe, und immer sind Harnbeschwerden damit verbunden.

Zu §. 233. S. 224.

Eine erst in der jungeren Zeit mehr beobachtete, aber

[1]) In Clarus und Radius Beitr. z. prakt. Heilk.

[2]) Magaz. XI. S. 321.

noch lange nicht gehörig erforschte Krankheit ist die sogenannte Beschälkrankheit, Schankerseuche oder venerische Krankheit der Pferde, die in ihrer bösartigen Form ansteckend ist, und durch Phlyctänen oder wirkliche Geschwüre an den äusseren Geschlechtstheilen (beider Geschlechter) sich kund giebt. (Vergl. Hertwig im Magaz. VIII. S. 269 und XIII. S. 373.)

Bei dem Rindvieh kommt eine in den äusseren Erscheinungen ganz ähnliche Krankheit vor, die unter dem Namen Lustseuche der Rinder bekannt ist.

Zu §. 234. S. 225.

Die von Binz[1]) gemachte Beobachtung, dass bei einer Sau beide Eierstöcke in einem unter der Scham befindlichen Sacke lagen und dieser einem Hodensacke glich, ist daher einzig in ihrer Art, und es bleibt zweifelhaft, ob dies ein angeborener Fehler war.

Die Castration weiblicher Thiere (Kuhe, Schweine) wird nicht allein zu ökonomischen Zwecken, sondern auch zur Heilung von Krankheiten ausgefuhrt, namentlich machte sie Trachsler[2]) an neun Kuhen, die theils an Stiersucht in verschiedenen Graden, theils an Neigung zum Scheidenvorfall litten, und er verlor nur eine an nachfolgender Bauchfellentzundung. Bei beständig rossigen und nicht empfangenden Stuten, die meist kranke Eierstöcke haben, würde diese Operation ebenfalls nützlich sein, wenn sie hier nicht gefährlicher wäre, als bei Kühen und Schweinen.

Zu §. 235. S. 226.

In anderen Fällen, wo die Eierstöcke nicht allein durch Sarcom, sondern auch durch Wassersucht vergrössert sind, haben die Thiere einen nie zu befriedigenden Begattungstrieb, der sich bis zur grössten Unbändigkeit steigert und dann Nymphomanie genannt wird.

[1]) Theoret. prakt. Geburtshülfe für die Haussäugethiere. Freiburg, 1830. S. 27.

[2]) Archiv Schweiz. Thierärzte. Neue Folge III.

Rudloff[1]) beobachtete einen Fall von wahrer Nymphomanie bei einer Stute, und bei dem getödteten Thiere hatte der linke Eierstock die Grösse eines Pferdemagens und war 15½ Pfund schwer.

Zu §. 236. S. 227.

Schrader[2]) fand in einem Eierstocke einer Stute fast ein Quart Flüssigkeit; das Thier hatte sieben Tage hindurch an Kolik gelitten. — In einem der hiesigen Sammlung übersandten Eierstocke waren 6 Pfund 18 Loth gelber Flüssigkeit enthalten und ausserdem noch mehre Hydatiden.

Zu §. 238. S. 228.

Die in neuerer Zeit von Reynal[3]) und Stohrer[4]) gemachten Beobachtungen über Entzündung der Eierstöcke lassen doch noch manchen Zweifel übrig, ob das bei der Section Gefundene wirklich von einer Entzündung herrührte.

Zu §. 240. S. 229.

Der Gebärmutterbruch (*Hernia uteri, Hysterocele*) kommt als Leisten- und Bauchbruch (Flankenbruch) vor. Einen solchen Leistenbruch fand Hering[5]) auch bei einer Hündin, bei welcher durch den linken Bauchring, der die Weite eines Kindesfingers hatte, der Körper, der grössere Theil der beiden Hörner und die beiden Mutterbänder ausgetreten waren.

Der Bauch- und Flankenbruch der Gebärmutter können auch im trächtigen Zustande vorkommen und sind bis jetzt nur bei Hündinnen beobachtet worden. In einem von Prudhomme[6]) mitgetheilten Falle konnte die Hündin nicht gebären und starb; in einem zweiten Falle, welchen Prangé[7])

[1]) Magaz. V. S. 90.
[2]) In Wachenhusen's Zeitschr. 1832. S. 318.
[3]) Recueil 1843. p. 313.
[4]) Repertor. III. S. 302.
[5]) Repertor. IV. S. 17.
[6]) Recueil de médec. vétér. 1844. p. 356.
[7]) Ebend. p. 619.

beobachtet hat, gebar die Hündin acht Junge, von welchen drei in dem ausgetretenen Theile der Gebärmutter enthalten waren, und blieb am Leben.

Den folgenden hierher gehörenden Fall beobachtete Gerlach:

Eine kleine trächtige Hündin bekam, nach dem Berichte der Besitzerin, eine anfangs kleine Geschwulst unter dem Bauche, die nach und nach grösser wurde. Nachdem diese Geschwulst mehrere Wochen bestanden und die Hündin zuletzt vergebliche Anstrengungen zum Gebären gemacht hatte, wurde dieselbe in die Thierarzneischule zur Behandlung gebracht. Bei näherer Untersuchung ergab sich, dass die Geschwulst unter dem Bauche, einige Zoll vor dem Schambeine, ein Bruch war, dessen Inhalt (ein deutlich zu fühlender Fötus) nicht zurückzubringen war. Bei der vorgenommenen Operation fand sich, dass ein Theil der unverletzten Gebärmutter den inneren Bruchsack bildete, nach dessen Spaltung ein ausgetragenes Junges herausgenommen wurde, welches zwar todt war, aber doch noch keine Spuren des schon vor längerer Zeit erfolgten Absterbens zeigte, so dass nach der Dauer des Bestehens und nach dem langsameren Zunehmen des Bruches, so wie aus der Unmöglichkeit, den Bruchinhalt zurückzubringen, die Annahme gerechtfertigt erscheint, dass der Fötus in dem Bruchsacke weiter ausgebildet worden ist. Ein zweites Junges war nicht in der Gebärmutter. Die Hündin ist genesen.

Zu §. 240. S. 230.

Es giebt jedoch auch Fälle, wo die Reposition nicht gelingt, oder wo die vorgefallene Gebärmutter brandig geworden ist, und in solchen hat man beim Rind, Schaf [1]), Schwein [2]) und der Hündin [3]) die Exstirpation der vorgefallenen Gebärmutter mit Glück gemacht.

[1]) Gardner, in the Veterinarian. 1844. p. 485.

[2]) Gregory, ebend. p. 422. Backer, ebend. 1841. p. 444.

[3]) Cross, im Recueil de médec. vétér. 1832. p. 599.

Dressler[1]) fand bei einer Kuh das rechte Horn in die Gebärmutter eingestulpt, indem früher die ganze Gebärmutter vorgefallen und umgestülpt, und von einer Frau reponirt worden war. Die Kuh litt an allgemeiner Abzehrung und hatte einen chronischen Schleimfluss aus der Gebärmutter; deshalb wurde sie getödtet. Es scheint, dass hier die unvollstandige Reposition die Veranlassung zur chronischen Absonderung geworden ist, indem das noch eingestulpte Horn wie ein fremder Körper reizend wirkte.

Der Scheidenvorfall (*Prolapsus vaginae*) kommt bei starkem Drängen, oder bei Thieren mit sehr erschlaffter Scheide vor, und ist an sich nicht gefährlich.

Zu §. 241. S. 231.

Diese ganz eigenthümliche Veränderung in der Lage der trachtigen Gebärmutter bei Kühen ist die sogenannte Fruchthälter-Umdrehung (*Contorsio uteri*), die darin besteht, dass die untere Fläche des Fruchthälters nach der linken oder rechten Seite, oder nach oben gewendet ist, und im letzten Falle hat das Organ eine Schraubenwindung gemacht. Das Gebären wird bei dieser Verdrehung immer unmöglich, der Zustand ist aus der manuellen Untersuchung zu erkennen, und die normale Lage ist durch Wälzen des Thieres nach der entgegengesetzten Seite (Umwalzung), oder im schlimmsten Falle durch den Flankenschnitt wieder herzustellen. Geschieht aber nichts, so reisst die Gebärmutter bisweilen durch ihre eigene Contractionskraft, wie dies Fabry[2]) beobachtete. Ueber die Ursachen ist nichts Sicheres bekannt, da aber dieses Uebel am meisten in Gebirgsländern vorkommt, so habe ich die Vermuthung, dass die oft wechselnde Stellung des Körpers (bald vorn, bald hinten niedrig oder hoch) eine der häufigsten Ursachen sein möge. Eine solche Umdrehung des Uterus fand Kullrich bei einem Schafe, und sandte das Präparat dem hiesigen Museum.

[1]) Magaz. f. d. ges. Thierheilk. XI. S. 234.

[2]) Journ. vétérin. et agricole de Belgique. III.

Zu §. 242. S. 231.

Der verstorbene Birnbaum sandte der hiesigen Sammlung [1]) einen enorm ausgedehnten Uterus einer 3½jährigen Kuh, in welchem sich 200 Quart eines weissgelblichen Schleimes befanden. Das Thier war dabei soweit gesund gewesen, dass es gemästet werden konnte, und erst beim Schlachten zeigte sich diese enorme Vergrösserung des Uterus. — Auch Thierness [2]) fand bei einer Kuh den Uterus durch eine purulente weissliche Flüssigkeit (Schleim?) sehr ausgedehnt, die Uterindrüsen vergrössert und Tuberkelmasse enthaltend.

Zu §. 243. S. 232.

Eine interessante Beobachtung über Molenbildung neben einem vollständigen Fötus bei einer Stute hat Bader [3]) mitgetheilt. Eine 13jährige Stute in Graditz gebar ein Hengstfohlen und wurde am neunten Tage wieder zur Bedeckung geführt. Mehre Beschäler stiegen jedoch ab, ohne Samen ejaculirt zu haben. Bald darauf presste die Stute stark und brachte nach 1½ Stunde eine Mole von 12—15 Pfund zu Tage; es war eine sulzige, fibröse Masse, die im Innern starke Knochenconcremente (der Verfasser sagt: Schädelrudimente?) enthielt. Noch an demselben Tage wurde die Stute gedeckt und empfing.

Zu §. 244. S. 232.

Andere Fälle, wo vier Kälber von einer Kuh geboren wurden, sind in der neueren Zeit mehrfach beobachtet worden, namentlich von Numann [4]), Böhm [5]), Horsfield [6]) u. A. Vorberg übersandte vor Kurzem dem Museum fünf Kälber, die er aus dem Uterus einer gestorbenen Kuh

[1]) Magaz. f. d. ges. Thierheilk. XII. S. 21. No. 120.
[2]) Journ. vétér. et agric. de Belgique. 1844.
[3]) Magaz. V. S. 394.
[4]) Vee-Artsenijkundig Magazin I. p. 160.
[5]) Repertor. I. S. 169.
[6]) The Veterinarian. 1844. p. 426.

genommen hatte. Numann [1]) theilt auch eine Beobachtung mit, wo ein Schaf sechs Lämmer gebar.

Zu §. 244. S. 232.

Eine solche Wassersucht der Eihäute einer Kuh ist auch von Eiselen [2]) beobachtet. Die von Relph [3]) mitgetheilten Fälle sind nicht bestimmt genug, weil die Section nicht gemacht ist.

Schutt [4]) fuhrt jedoch einen Fall an, wo das Wasser (30 Quart) sich im Uterus einer trächtigen Kuh befand (also nicht in den Eihäuten, welche ein ausgebildetes Kalb enthielten).

Zu §. 249. S. 238.

Noch andere Fälle von glücklichem Ausgange des Gebärmutterschnitts an Kühen, Säuen und Hündinnen sind von Ellis [5]), Carlisle [6]), Hoyes [7]) und Garreau [8]) mitgetheilt.

§. 249a. zu S. 238.

Das Einschneiden in den Gebärmutterhals (gewöhnlich wird gesagt: Muttermund) ist bei Kühen, die unter beständigen Wehen nicht gebären können, weil wegen knorpeliger Beschaffenheit des Mutterhalses der Muttermund sich nicht öffnet, schon oft mit gutem Erfolge gemacht worden. Allein man warnt auch mit Recht vor der Uebereilung mit dieser Operation, indem die Fälle nicht selten sind, wo bei Kühen, die mit dem Hintertheil zu niedrig liegen, falsche Wehen eintreten, wobei der Muttermund geschlossen bleibt.

[1]) a. a. O.
[2]) Repertor. II. S. 103.
[3]) The Veterinarian. 1840. p. 717
[4]) Magaz. IX. S. 199.
[5]) The Veterinarian. 1839. p. 709.
[6]) Ebend. 1840. p. 121.
[7]) Ebend. 1840. p. 267.
[8]) Recueil de médec. vétér. 1845. p. 512.

Durch eine passende Lage hören diese Wehen wieder auf und das Gebären geschieht später auf regelmässige Weise.

Zu §. 250. S. 239.

Diesem ganz ähnliche Fälle wurden bei Stuten auch von Schrader [1]), Meer [2]) und Hildach [3]) beobachtet.

Eine Beobachtung, wo der Riss bis in den Mastdarm sich erstreckte, hat Röhrle [4]) bei einer Stute gemacht; nach 30 Tagen war die Stute wieder hergestellt.

Noch grössere Zerstörungen fand Buhl [5]) bei einer dreijährigen Kalbin, die nicht gebären konnte, später abwechselnd an Krämpfen und an Durchfall litt, weshalb sie 6 Wochen nach den ersten Zeichen des Gebärens getödtet wurde. Hier war die Gebärmutter von der Scheide getrennt, diese mit dem Mastdarm, jene mit dem Dünndarm an zwei Stellen verwachsen, wo sich zwei Oeffnungen, jede von dem Durchmesser eines Eies, fanden, durch welche Knochen des Fötus aus dem Uterus in den Darm getreten waren. Im Uterus befanden sich flüssige Excremente und Knochen des dort verfaulten Fötus.

§. 250 a. zu S. 239.

Eine völlige Verschliessung der Mutterscheide sah Hamm [6]) bei einer dreijährigen Kalbin, die deshalb nicht gebären konnte. Es wurde beim Drängen nur die Schleimhaut hervorgedrängt, und nachdem diese Scheidewand durchgeschnitten worden war, erfolgte die Geburt regelmässig. Es war hier offenbar eine beträchtliche Verdickung und nach der Empfängniss erfolgte Verwachsung der Scheidenklappe (*Hymen*) mit der oberen Wand der Scheide das natürliche Hinderniss. Diesem Falle reiht sich der von Eberhardt [7])

[1]) Magaz. f. d. ges. Thierheilk. III. S. 261.
[2]) Ebend. V. S. 395.
[3]) Ebend. XI. S. 339.
[4]) Repertor. I. S. 187.
[5]) Ebend. I. S. 298.
[6]) Magaz. VIII. S. 461.
[7]) Ebend. XII. S. 445.

auch bei einer Kuh beobachtete an. Dieser fand zwar die Scheidenklappe durchbohrt, aber auch sehr verdickt, und doch hatte die Kuh gebären können, nur war die Nachgeburt durch diese Falte zurückgehalten.

In der hiesigen Sammlung ist auch eine völlig geschlossene Mutterscheide [1]) einer Stute. Die Veranlassung zur Verwachsung ist nicht bekannt.

Zu §. 251. S. 240.

In der hiesigen Sammlung findet sich auch ein Präparat mit einem Abscess der rechten Muttertrompete einer Kuh, jedoch ist von der Krankheitsgeschichte nichts mitgetheilt worden.

Zu §. 255. S. 244.

Binz [2]) exstirpirte einer Kuh einen Polypen, welcher im Muttermunde festsass und 5 Pfund wog. Die Kuh hatte lange Zeit sehr gelitten und war sehr abgemagert. Der Polyp wurde mit einem krummen Messer abgeschnitten, ohne dass eine starke Blutung erfolgte.

Ob das von Zipperlen [3]) einer Kalbin exstirpirte Aftergebilde, welches derselbe einen Scheidenpolypen nennt, wirklich ein Polyp war, ist desshalb zweifelhaft, weil es knorpelhart war.

§. 255 a. zu S. 244.

Zwischen den Häuten der Gebärmutter, besonders zwischen der Muskel- und Schleimhaut entstehen auch die sogen. Fleischgeschwülste (Sarcome), was namentlich bei der Stute, Sau und Hündin vorgekommen ist. In der Gebärmutter einer 8 Jahr alten Sau sind zwei solche Geschwülste von 6 und 8 Zoll Durchmesser enthalten. Ein

[1]) Samml. d. Thierarzneischule No. 3733.

[2]) Theoret. prakt. Geburtshülfe für die Haussäugethiere. Freiburg, 1830. S. 223.

[3]) Repertor. VII. S. 122.

Jahr lang vor dem Tode hatte das sonst sehr fruchtbar gewesene Thier keinen Begattungstrieb mehr geäussert [1]).

Lindenberg [2]) fand den Grund und Körper der Gebärmutter einer trächtigen Kuh durch eine scirrhöse Masse enorm verdickt. Die Kuh hatte während des Lebens oft Schmerzen in der Bauchhöhle angedeutet und war äusserst abgemagert.

Zu §. 257. S. 245.

Es kommt seltener vor, dass in der Gebärmutter zurückgebliebener Fötus theilweise verfault und theilweise vertrocknet ist; einmal sah ich es bei einem Lamme.

Zu §. 260. S. 248.

Adamowicz [3]) sah sogar in Folge dieser Fäulniss eine Verschwärung und Durchlöcherung der Gebärmutter bei einer Hündin, die einige Monate gekränkelt hatte.

§. 261 a. zu S. 249.

Ueber die Aphthenkrankheit an der Scham und Scheide der Stuten und Kühe, die auch unter dem Namen Lustseuche aufgeführt wird, vergl. §. 233.

Numann [4]) schildert eine ähnliche Krankheit, die in Holland epizootisch bei Kühen vorkommt, doch hält er sie nicht mit jener für identisch, sondern zählt sie zu den anthraxartigen Krankheiten, und nennt sie *Aphthae epizooticae genitalium*.

Aus der Scheide und Scham erfolgen auch Blut- und Schleimflüsse, beide meist als Symptome anderer Krankheiten.

Jacob [5]) beobachtete drei Fälle von Blutflüssen bei Stuten; sie dauerten 4—5 Tage und wiederholten sich nach 9—26 Tagen. Die Thiere genasen.

[1]) Magaz. IV. S. 215. No. 636.

[2]) Ebend. XII. S. 84.

[3]) Ebend. VI. S. 446.

[4]) Vee-artsenijkundig Magazin. V. p. 1.

[5]) Recueil de médec. vétér. 1844. p. 763.

Stoltz[1]) sah bei einer Kuh, die an einem rheumatischen Fieber litt, dickflüssiges, schwarzes Blut, ungefähr ½ Quart, ohne alle Zeichen zum Uriniren, aus der Scham ausfliessen, welches sich drei Mal in zwei Tagen wiederholte. Der Blutfluss erfolgte 3—4 Stunden nach der Application eines Fontanells aus schwarzer Nieswurz, wodurch auch heftiges und häufiges Erbrechen verursacht worden war. (Es ist sehr wahrscheinlich, dass der Blutfluss auch durch die schwarze Nieswurz verursacht worden ist.)

Zu §. 262. S. 250.

Die Milchabsonderung kann auch dadurch herbeigeführt werden, dass oft an den Zitzen oder Strichen wie bei dem Melken manipulirt wird.

Marheineke[2]) beobachtete dies bei einem ¾ Jahr alten Ziegenlamme, welches dann täglich 1 Quart guter Milch lieferte. Dasselbe wurde auch bei einer alten nicht gedeckten Ziege von ihm beobachtet. — Felgenhauer[3]) theilt einen solchen Fall von einer Kuh mit, die zwar oft gerindert, aber nie empfangen hat. — Hertwig[4]) sah bei Hündinnen, die zwar brünstig waren, aber nicht zur Begattung zugelassen wurden, 60 bis 63 Tage (bekanntlich die Dauer der Trächtigkeit) nach dem Aufhören der Brunst eine reichliche Milchabsonderung.

Auch nach überstandenen Krankheiten tritt bisweilen eine ungewöhnliche Milchabsonderung ein. Vogely[5]) sah dies bei einer 8—9 Jahr alten Stute, die seit drei Jahren nicht gefohlt hatte, nach einer überstandenen Brustkrankheit. Die Milchabsonderung wurde durch ein Purgirmittel, aus Aloë, unterdrückt, aber das Thier starb an Darmentzündung. — Bayer[6]) machte bei einer dreijährigen,

[1]) Magaz. f. d. ges. Thierheilk. VII. S. 352.
[2]) Ebend. II. S. 369.
[3]) Ebend. VI. S. 389.
[4]) Ebend.
[5]) Journ. de médec. vétér. théor. et pratique. 1834. p. 276
[6]) Magaz. VI. S. 390.

nicht trächtigen Stute die Beobachtung, dass sie nach überstandener, seuchenartig herrschender Druse so viel Milch absonderte, wie eine säugende Stute. Bei zunehmender Abmagerung bildete sich der Rotz vollkommen aus, und bei der Section fand sich die grösste Entartung des ganzen Lymphdrusensystems.

Eine Verwachsung der Gänge in den zwei hinteren Zitzen des Euters fand Vas [1]) bei einer Kuh kurz nach dem Gebären; die rechte Zitze hatte den Umfang eines Mannesarmes erreicht. Durch Einstechen wurde der Milchabfluss hergestellt.

Zu §. 263. S. 250.

Eine solche Milchfistel heilte Prinz [2]) bei einer Hundin, die in Folge der Euterentzundung einen sich selbst öffnenden Abscess bekommen hatte, dieser hinterliess die Fistel.

Zu §. 264. S. 251.

Nach den Untersuchungen von Fuchs [3]) liegt der Grund des Blauwerdens in der Entstehung von Infusorien (*Vibrio cyanogenus*), die sich nach und nach zu einer unubersehbaren Menge vermehren.

Die gelbe Milch wird durch ähnliche, aber gelbe Infusorien (*Vibrio xanthogenus*) erzeugt.

Ausserdem kommen noch verschiedene gefärbte Arten von Schimmel (Pilzen) auf der Milch vor, die aber nur die Oberfläche färben.

Zu §. 265. S. 253.

Zwischen der Leder- und Schafhaut eines Rindsfötus fand Lindenberg [4]) eine gallertartige, dem halb geronnenen Eiweiss ähnliche Masse, die 1″ dick war und 1 Ctr.

[1]) Journ. vétér. de Belgique. 1844.

[2]) Bericht über die Thierheilanstalt in Dresden. (In Clarus und Radius Beitr. 1826.)

[3]) Magaz. VII. S. 133.

[4]) Magaz. IV. S. 463.

wog. Die Kuh starb unter den Erscheinungen einer allgemeinen Erschöpfung.

Bei Stuten kommen an der inneren Fläche der Schafhaut nicht ganz selten gestielte, runde Bälge vor, die eine knöcherne Kapsel einschliessen. Die hiesige Sammlung enthält mehre dergleichen Präparate.

Das Sediment aus der Harnhaut ist von Fürstenberg analysirt worden. Es bestand aus:

Phosphorsaurer Magnesia	46,04
Phosphorsaurem Kalk	29,86
Oxalsaurem Kalk	5,52
Kohlensaurem Kalk	4,90
Organischer Materie, Fett etc.	8,90
Wasser (Verlust)	4,78
	100,00

Auch in der Sammlung der Münchener Thierarzneischule sind kleine, weisse, meist runde Steinchen, die im Urechus eines Rindsfötus gefunden worden sind [1]).

Einigemal wurden Haarbälle in der Schafhaut des Rindsfötus gefunden, die offenbar von den Haaren des Fötus entstanden und durch das Fruchtwasser zu Bällen vereinigt sind. Sie befinden sich in der hiesigen Sammlung.

Zu §. 266. S. 254.

Zu den bedeutenden Hindernissen beim Gebären gehört auch noch das Aufgetriebensein der abgestorbenen Frucht, oder die Auftreibung des Bauches durch eine grosse Wasserblase an der Leber, wie dies Binz [2]) beobachtet hat.

Zu §. 268. S. 257.

Bestimmter sind die folgenden Beobachtungen. Wilke [3]) öffnete eine Ziege, die nach dem Gebären eines todten Lammes gestorben war, und fand noch ein vollständig ausge-

[1]) Jahresbericht d. K. Bayerischen Central-Veterinair-Schule für 1843—44.

[2]) Geburtshülfe S. 241.

[3]) Magaz. IX. S. 202.

tragenes todtes Lamm, von seinen Eihäuten umgeben, in der Bauchhöhle. Die Nabelschnur correspondirte (?) mit der rechten Beckenarterie. An der rechten Seite war das Bauchfell etwas aufgelockert, in der Bauchhöhle viel trübes gelbliches Wasser enthalten.

Metherell[1]) fand bei einem geschlachteten Schafe in der Bauchhöhle, hinter der linken Niere, einen vollkommen ausgebildeten Fötus.

Green[2]) sah bei dem Oeffnen der Bauchhöhle eines abgezehrten, sonst gesund gewesenen Schafes einen Fötus, der theils an die Bauchwand der Mutter durch plastische Ausschwitzung befestigt, theils in das Netz eingehüllt war. Der Fötus wog nur 1 Pfd. 8 Unzen und war missgestaltet.

Zu §. 270. S. 259.

Neuere Beobachtungen von Ueberfruchtung sind von Numann[3]) und Knoch[4]) mitgetheilt.

Zu §. 272. S. 260.

Erdt[5]) beobachtete bei einer Lämmerheerde eine Krankheit, in welcher bedeutende Zerstörungen der Nasen- und Rachenschleimhaut durch Geschwüre vorkamen. — Auch in der hiesigen Sammlung befindet sich ein Schafkopf mit Geschwüren der Nasenschleimhaut.

Zu §. 273. S. 262.

Zu dem constanten Sections-Ergebnisse bei der Rotzkrankheit zähle ich auch das Vorkommen von sulzigen Ablagerungen in den Adergeflechten des grossen Gehirns.

Durch Polypen in der Nasen- und Kieferhöhle, auch durch cariöse Backenzähne im Oberkiefer und Caries anderer Knochen, entsteht einseitiger Nasenausfluss, verbunden

[1]) The Veterinarian. 1840. Mart. p. 166.
[2]) Ebend. 1842. p. 103.
[3]) Vee-Artsenijkund. Magaz. I. p. 163.
[4]) Magaz. f. d. ges. Thierheilk. I. S. 347.
[5]) Ebend. VI. S. 299.

mit Anschwellung der Lymphdrüsen im Kehlgange, wodurch eine Verwechselung mit der Rotzkrankheit leicht möglich wird.

§. 273 a. zu S. 262.

Die Nebenhöhlen der Nase (Oberkiefer- und Stirnhöhlen) des Pferdes leiden bisweilen an einem chronischen Katarrh, wodurch eine so reichliche Schleimabsonderung entsteht, dass im günstigen Falle anhaltender Ausfluss aus der Nase stattfindet; im Falle der Verschliessung der engen spaltenförmigen Oeffnung bleibt aber der Schleim in den Höhlen zurück und ist nur durch die Trepanation zu entfernen. Seine Gegenwart ist nur durch die Percussion zu ermitteln.

Eine solche abnorme Absonderung fand Haubner[1]) schon bei einem Kalbe, welches von gesunden Eltern abstammte. Mehre Tage nach der Geburt zeigte es sich krank; das Athmen war angestrengt, und man hörte es, dass ein Hinderniss für den Durchgang der Luft bestand; aus der Nase bestand ein unbedeutender Ausfluss, dagegen zeigte sich bedeutendes Speicheln. Als man das nun drei Wochen alt gewordene Kalb schlachtete, fand es sich, dass die Stirnhöhle, Oberkieferhöhle und der obere Theil der Nasenhöhle der linken Seite mit einer eigenthümlichen weissgelblichen Masse angefullt waren; dabei war die Schleimhaut nicht entzündet. In der rechten Nasenhöhle zeigte sich der Anfang zu gleicher Bildung.

Versen[2]) beobachtete bei einem Ochsen, dem das rechte Horn vor $1\frac{1}{2}$ Jahre abgebrochen war, dass seit dieser Zeit, nachdem der Stirnzapfen schief angewachsen war, beständig Flüssigkeit durch eine am Grunde desselben entstandene Oeffnung ausfloss, wobei der Ochse übrigens sich gesund befand und fett wurde. Als aber der Ausfluss aufhörte, wurde das Thier krank, es fehlte ihm der Appetit, das rechte Horn war brennend heiss und der Ochse schüttelte beständig mit dem Kopfe. Da er fett war, so wurde

[1]) Magaz. f. d. ges. Thierheilk. VIII. S. 467.

[2]) Veterinair-Bericht für 1831.

er geschlachtet, und es fand sich viel verhärteter Eiter in der rechten Stirnhöhle.

§. 273 b.

Das Athmen durch die Nase wird besonders beim Pferde durch Bildungsfehler oder durch Aftergebilde oft sehr erschwert, und sogar unter Umständen unmöglich. Schon an den Nasenlöchern und im unteren Theile der Nase kommen solche Hindernisse vor.

In der Nasentrompete oder dem sogenannten falschen Nasenloche des Pferdes kommen bisweilen Balggeschwulste mit flussigem Inhalt vor, die das Einathmen stören, wenn sie gross werden.

Dann werden auch die fehlerhaft gebildeten Nasenknorpel zu Hindernissen beim Athmen, und es entsteht das Hartschnaufen. Swanström [1]) theilte einen Fall mit, wo bei einem Pferde die oberen Enden der S-förmigen Knorpel verdickt und entartet waren, und den Nasenkanal beengten. Bei anstrengender Bewegung stürzte das Thier nieder; wenn ihm aber die zusammen- und nach innen gezogenen Nasenlöcher mit den Fingern erweitert wurden, so konnte es wieder frei athmen und seinen Dienst verrichten. Nachdem die krankhaften Knorpel durch Operation entfernt waren, hörte das Hartschnaufen auf. — Einen ähnlichen Fall hat auch Rietzel [2]) beobachtet, nur war hier auch die knorpelige Scheidewand der Nase in die linke Nasenhöhle gewölbt; eine Operation wurde nicht zugelassen. — In einem dritten Falle fand ich nur die Scheidewand, die stark nach einer Seite der Nase gebogen war, als die Ursache der Athmungsbeschwerde.

In Beziehung auf Bildungsfehler, die das Athmen durch die Nase hindern, ist der von Hering [3]) beobachtete interessante Fall noch anzufuhren. Ein 2½jähriges Fohlen, welches übrigens nur die Grösse eines 1½jährigen hatte,

[1]) Magaz. f. d. ges. Thierheilk. XIV. S. 14.

[2]) Ebend.

[3]) Repertor. IV. S. 13.

wurde wegen Hartschnaufen untersucht. Bei der Untersuchung der Nasenhöhlen, aus welchen dicker Schleim ausfloss, zeigte es sich, dass aus dem rechten Nasenloche beim Ausathmen kein Luftstrom kam, und die Einführung eines biegsamen Catheters gelang nur so weit wie die Nasenhöhle reichte, während man linkerseits ihn leicht bis in den Rachen und Schlund schieben konnte. Als nun das linke Nasenloch mit Werg verstopft war, bekam das Thier Erstickungszufälle und suchte durch das Maul zu athmen. Es war daher ermittelt, dass tief in der rechten Nasenhöhle ein Hinderniss für den Durchgang der Luft zugegen war. Das Thier wurde getödtet, und es fand sich eine Verschliessung der hinteren rechten Nasenöffnung durch eine ganz normal aussehende Fortsetzung der Nasenschleimhaut, die frei über diese Oeffnung ausgespannt war. Eine Durchbohrung dieser Haut würde das Hartschnaufen beseitigt haben.

Zu §. 276. S. 264.

In der hiesigen Sammlung befinden sich neun Pferdeköpfe mit Polypen in den Nasen- und Oberkieferhöhlen. Bei einem ist der Polyp in der linken, bei dreien in der rechten Nasenhöhle. Bei drei anderen in der linken, bei zweien in der rechten Oberkiefer- und Nasenhöhle.

Bei einem Ochsen, dessen Kopf auch in der hiesigen Sammlung ist, hatte sich ein Polyp in der rechten Oberkiefer- und Gaumenhöhle gebildet. Nach und nach war der harte Gaumen so geschwunden, dass der Polyp in die Maulhöhle, nahe vor dem Gaumensegel, hineinragte, wo ihn der Eigenthümer wahrnahm, als er die Grösse einer Wallnuss erreicht hatte. Durch öfteres Scarificiren wucherte dieser Theil des Polyps so, dass er in 12 Wochen grösser als zwei Fäuste wurde. Das Athmen und die Aufnahme des Futters (wahrscheinlich auch das Schlingen) waren sehr gehindert, daher war auch der Ochse sehr abgemagert. — Noch ein zweiter Rindskopf, an welchem der Polyp in der

Nasen- und Rachenhöhle ist, befindet sich in der Sammlung.

Auch in der hiesigen Sammlung befinden sich Hundeköpfe mit Polypen in den Nasenhöhlen; bei einem war der Polyp bis in die Augenhöhle gedrungen und hatte das Auge hervorgedrängt.

In der rechten Nasenhöhle eines Pferdes fand ich einmal an der inneren, der Scheidewand zugewandten Fläche der oberen Muschel eine längliche Fettgeschwulst. Das Vorkommen an dieser Stelle gehört allerdings zu den Seltenheiten, weil in der Nase sonst nie Fett abgelagert wird. Von der Lebensgeschichte des Thieres war nichts bekannt.

Zu §. 277. S. 268.

Ich habe das *Pentastoma taenioides* nun auch mehrmals bei Hunden, theils in den Stirnhöhlen, theils in den Siebbeinzellen, gefunden, aber von den angeführten Erscheinungen während des Lebens der Thiere nichts erfahren. Nur bei einem Hunde, welcher fünf Würmer in beiden Stirnhöhlen und Siebbeinzellen hatte, wurde eine gewisse Bösartigkeit bemerkt, weshalb er auch getödtet wurde.

Zu §. 278. S. 267.

Zu den fremdartigen Dingen, die in der Oberkieferhöhle des Pferdes vorkommen, gehören auch die Futterstoffe, welche durch Zahnfisteln eindringen und einen bösartigen Ausfluss verursachen; ferner Holzstückchen, wovon eins bei einer Kuh vier Monate in der Nase gesteckt hatte, ohne üble Zufälle (ausser Nasenausfluss) zu erregen [1]).

Zu §. 279. S. 267.

Eine Reihe von Beobachtungen, wo die Luftsäcke von Pferden mehr oder weniger mit Schleim (die Beobachter nennen es eiterigen Schleim) angefüllt waren, und wo die Oeffnung der Luftsäcke nach verschiedenen Methoden ge-

[1]) Journ. de médec. vétér. de Lyon. 1848.

macht wurde, haben Vatel [1]) und Eléouet [2]) mitgetheilt.

Conrad [3]) führte bei dieser Operation ein Eiterband durch einen Luftsack, und nach drei Wochen, während das Eiterband lag, stellte sich Unvermögen zum Schlingen ein, und das Pferd musste 18 Tage später getödtet werden. Bei der Section wurde ein birnförmiger, faustgrosser Polyp im Luftsacke gefunden, welcher die Rachenhöhle so beengte, dass das Schlingen aufgehoben wurde.

Delafond [4]) fand bei chronischer Entzündung an den getödteten Pferden die Wand der Luftsäcke von $\frac{1}{2}$ bis 1 Linie verdickt und einen klümperigen Inhalt. Als Unterscheidungszeichen von der Rotzkrankheit giebt er an, dass:

1) der Ausfluss aus dem unteren Nasengange kommt und nicht an den Rändern der Nasenlöcher anklebt; dass

2) derselbe auch aussetzend ist, und sich stärker beim Laufen, Kauen, Schlingen von festen und besonders von flüssigen Stoffen zeigt; dass endlich

3) alle Erosionen und Geschwüre an der Nasenschleimhaut fehlen.

Vor §. 280. S. 268.

Jede Verminderung des Raumes zum Durchgange der Luft durch die Stimmritze des Kehlkopfes erzeugt Störungen im Athmen, und da dieses Athmen gewöhnlich mit einem eigenen Geräusch oder Pfeifen und mit Anstrengung geschieht, so hat man diesen Zustand Pfeiferdampf, Lungenpfeifen oder Hartschnaufen genannt.

Bouley [5]) fand bei einem Pferde den linken Giesskannenknorpel tiefer liegend, als den rechten, und beide so nahe an einander, dass die Stimmritze sehr verengt wurde. Das Pferd athmete sehr beschwerlich und konnte keine

[1]) Recueil de médec. vétér. 1832. p. 102.

[2]) Ebend. 1836. p. 617.

[3]) Magaz. V. S. 91.

[4]) Recueil 1833. p. 603.

[5]) Annales de l'agriculture française. II. Série. T. 18. p. 23.

Dienste leisten. — Dagegen fand Becker [1]) den rechten Giesskannenknorpel eines Pferdes, welches am Hartschnaufen litt, gespalten und seinen oberen Winkel in die Stimmritze eingedrungen. Es ist sehr wahrscheinlich, wie B. annimmt, dass durch unvorsichtiges Eingeben von Arzneien diese Verletzung entstanden ist.

§. 280 a. S. 269.

Eine der häufigsten Ursachen des Pfeiferdampfs ist das Schwinden der Muskeln, welche zur Erweiterung der Stimmritze bestimmt sind, nämlich des hinteren und seitlichen Ringgiesskannen- und des Quergiesskannen-Muskels an einer Seite, während die Muskeln der anderen Seite und die Schildgiesskannen-Muskeln (Verengerer der Stimmritze) an beiden Seiten gesund sind. Die geschwundenen Muskeln sind gelb, fibrös, und enthalten Fett. In den meisten bis jetzt untersuchten Fällen hat man die Muskeln des linken Giesskannenknorpels krank gefunden; auch in der hiesigen Sammlung sind an vier Kehlköpfen drei der linken Seite geschwunden. In einigen von mir untersuchten Kehlköpfen war auch der *Nervus recurrens* der kranken Seite etwas geschwunden, und in dem Falle, wo die Giesskannenmuskeln der rechten Seite geschwunden sind, ist der *Nervus recurrens* wahrscheinlich früher bei einem Aderlass verletzt worden und geschwunden. Die eigentlichen Veranlassungen zum Schwinden dieser Muskeln kennt man noch nicht, aber ich vermuthe, dass sie in der Abrichtung der Pferde, durch zu kurzes Zurückzäumen nach einer Seite, zu suchen ist, denn der krankhafte Zustand dieser Muskeln kommt nur bei Pferden vor. (Vergl. den Aufsatz von Hertwig [2]).

Eine periodische Auftreibung der Schleimhaut des Kehlkopfes, durch Oedem, glaubte Leblanc [3]) aus den Umständen folgern zu müssen, dass das Pferd im Ruhezustande

[1]) Magaz. f. d. ges. Thierheilk. IV. S. 278.

[2]) Ebend. VII. S. 98.

[3]) Journ. de médec. vétér. théor. et pratique. 1834. Mai. p. 84. Magaz. I. S. 253.

beschwerlich athmete, und auch ein Oedem am Schlauche und an den Füssen hatte. Dagegen verschwand das geräuschvolle Athmen und auch grösstentheils das Oedem am Schlauche und an den Füssen, wenn das Pferd anhaltend bewegt wurde. Alles kehrte aber in der Ruhe wieder. Das Pferd wurde nicht getödtet, daher konnte keine anatomische Untersuchung gemacht werden.

An einem Kehlkopfe eines Pferdes, welcher sich in der hiesigen Sammlung befindet, ist die Schleimhaut am Kehldeckel durch Geschwüre zerstört. Das Thier litt an pfeifendem Athmen, auch roch die ausgeathmete Luft sehr übel. Auch bei der Rotzkrankheit und bei der Kehlkopfschwindsucht kommen Geschwüre im Kehlkopfe vor.

Zu §. 281. S. 270.

Bei zwei Pferden fand Mecke an der vorderen Fläche des Kehldeckels eine Breigeschwulst, durch welche der Kehldeckel so nach hinten gedrängt wurde, das das Athmen beschwerlich und schnaufend geschah. Einen dieser Fälle hat er im Magazin für die gesammte Thierheilkunde [1]) mitgetheilt; die Präparate befinden sich in der hiesigen Sammlung. — Dick hat eine solche Balggeschwulst bei einem Pferde mit Glück durch die Operation entfernt [2]). Derselbe und Urban [3]) haben eine Art von Balggeschwülsten am Kehlkopfe des Rindviehes beobachtet, wodurch das Athmen mit der Zeit gestört und endlich Erstickung herbeigeführt wird. Dick glaubt, dass diese Geschwülste von den Lymphdrüsen ausgingen.

In dem lockeren Zellstoff, welcher den Schlundkopf mit den Halsbeugern verbindet, entstehen Brei- oder Honiggeschwülste, die bisweilen eine beträchtliche Grösse erreichen. Die bei einem Ochsen gefundene Geschwulst, welche den Tod durch Erstickung verursachte, wog 10½ Pfund; sie war von der rechten Ohrdrüse bedeckt. Sie

[1]) Fünfter Jahrg. S. 258.

[2]) The Veterinarian. 1843. p. 68.

[3]) Magaz. f. d. ges. Thierheilk. VI. S. 94. 96.

erregen sowohl Schling- als Athembeschwerden, besonders aber die letzten, indem sie durch den Schlundkopf beständig auf den Kehlkopf drücken. Diese Geschwülste sind nicht selten bei dem Rindvieh, besonders bei Kühen, gefunden worden. Eine solche Geschwulst fand Wörz [1]) auch bei einem Pferde an der angegebenen Stelle.

Zu §. 282. S. 271.

In Folge des Bruches einiger Ringe der Luftröhre eines Pferdes hatte sich eine falsche Membran in der Höhle gebildet, so dass nur eine kleine Oeffnung zum Durchgange der Luft blieb. Nicholson [2]) erkannte diesen Zustand, nachdem er den Luftröhrenschnitt gemacht hatte.

Dieser Luftröhrenschnitt und das beständige Liegen einer Blechröhre in der Luftröhre wird aber bisweilen die Ursache zu einem neuen Uebel. In der hiesigen Sammlung ist ein Theil der Luftröhre eines Pferdes, an welcher die Schleimhaut so verdickt ist, dass der innere Raum in den beiden Durchmessern nur noch $\frac{1}{2}$ und $\frac{1}{4}$ Zoll beträgt. Die Blechröhre hatte nach der wegen Bräune gemachten Operation drei Wochen in der Luftröhre gelegen, und nach ihrer Entfernung trat nach und nach immer mehr pfeifendes Athmen ein, so dass das Thier nach einigen Monaten an Erstickung starb.

Eberhardt [3]) beobachtete bei einer Kuh sehr angestrengtes und pfeifendes Athmen, welches durch einen grossen Tuberkel an der hinteren Wand der Luftröhre, bald unter dem Kehlkopfe, verursacht wurde.

Zu §. 284. S. 273.

Auch in der neueren Zeit sind mehre Fälle von häutiger Bräune beim Rindvieh beobachtet worden, nament-

[1]) Repertor. III. S. 9.
[2]) The Veterinarian. 1839. p. 555.
[3]) Magaz. f. d. ges. Thierheilk. VIII. S. 231.

lich von Lindenberg[1]), Riss[2]), Delwart[3]) und Barrère[4]).

Zu §. 286. S. 275.

Ueber das Vorkommen von *Strongylus micrurus* bei Kühen, welchen diese Würmer verderblich wurden, sind nur einige Beobachtungen bekannt[5]).

Noch seltener findet sich derselbe Wurm bei dem Pferde und Esel in der Luftröhre.

Cartwright[6]) fand bei einem Pony ein Stück Schwamm in der Luftröhre, ohne dass Erstickungszufälle eingetreten waren. Das Athmen war aber doch so beschwerlich, dass das Thier nach 10 Stunden starb.

Zu §. 287. S. 275.

Bei neugeborenen Lämmern hat Haubner[7]) den Kropf beobachtet. In derselben Schafheerde wurden in drei auf einander folgenden Jahren Lämmer mit Kropf geboren, und in einem Falle wurde die Exstirpation mit Glück gemacht.

Auch bei neugeborenen Ziegen fand ich diesen Kropf.

Zu §. 288. S. 276.

Leblanc und Trousseau[8]) haben sehr belehrende Versuche über durchdringende Brustwunden an Pferden gemacht, woraus sie folgende Schlüsse zogen:

1) Man muss das Eindringen der Luft in die Brusthöhle verhüten, man darf folglich nie sondiren.

2) Man darf nie versuchen, das ergossene Blut zu entleeren, weil es resorbirt wird, wenn es nicht lange mit der Luft in Berührung gewesen ist; im entgegengesetzten Falle gerinnt es schnell.

[1]) Magaz. f. d. ges. Thierheilk. VIII. S. 63.
[2]) Recueil de médec. vétér. 1833. p. 401.
[3]) Journ. vétér. de Belgique. I. p. 348.
[4]) Journ. vétér. du midi.
[5]) Journ. vétér. de Belgique. 1845. 1846.
[6]) The Veterinarian. 1844. p. 655.
[7]) Magaz. I. S. 37.
[8]) Journ. de médec. vétér. théor. et pratique. 1834. p. 104.

Zu §. 290. S. 277.

Bei typhösen Krankheiten enthält die Brusthöhle nicht selten eine geringere oder grössere Menge eines durchsichtigen, aber roth gefärbten Serums, welche Farbe von dem aufgelösten Farbestoff des Blutes herrührt.

Zu §. 292. S. 279.

Einige Mal wurde auch bei Pferden eine sehr grosse Zahl von Knoten am Brustfelle gefunden. (Ein Theil davon ist in der hiesigen Sammlung.)

Verheyen fand bei einem an Brustfell-Entzündung gestorbenen Pferde in der rechten Brusthöhle, zwischen der Lunge und dem Mittelfelle, zwei Sackgeschwülste, welche Gluge [1]) als organisirte Blutgeschwulst (*Haematoma*) beschreibt. Er ist der Ansicht, dass um ergossenes Blut der mit Gefässen versehene Sack sich gebildet hat; dieser war gestielt. (Sollte nicht vielmehr der Sack von der Pleura ausgegangen sein? denn dadurch würde auch der Stiel, wie bei den gestielten Fettgeschwülsten, sich am leichtesten herleiten lassen. G.)

Bisweilen finden sich bei erwachsenen Thieren noch Spuren der Thymus im vorderen Mittelfellsraume, und J. Sewell [2]) fand bei einem Pferde diese Drüse so enorm vergrössert, dass sie den vorderen Raum in der Brusthöhle ganz ausfüllte und 20 Pfund wog. Athmungsbeschwerden waren nicht bemerkt worden.

Zu §. 293. S. 280.

Hieran reiht sich ein von Schrader [3]) mitgetheilter interessanter Fall. Der Thierarzt Deetjen unterband einem Schweine, welches durch Scheuern an einem scharfen Pflugschaar eine durchdringende Brustwunde sich zugezogen hatte, das vorgefallene Stück der Lunge und schnitt es ab. Hierauf heftete er die äussere Wunde, und in kurzer Zeit war

[1]) Atlas der pathol. Anatomie. IX. Lief. S. 4. Taf. 2.

[2]) The Veterinarian. 1841. p. 441.

[3]) In Wachenhusen's Zeit. f. Pferdeliebh. 1832. S. 359.

sie geheilt. Beim späteren Schlachten des gemästeten Thieres fand man den verletzten Theil mit der äusseren Wunde verwachsen.

Die Verletzung einer Lunge durch eingedrungene Splitter bei Rippenbrüchen ist nicht selten, und in den meisten Fällen gefährlich. — Seltener kommt beim Rind die Verletzung einer Lunge vor, die durch spitzige, von der Haube durch das Zwerchfell gedrungene Körper, z. B. Drahtstücke, lange Nägel etc., verursacht wird. Bisweilen ist zugleich Herzverletzung vorhanden, wie in dem von Lindenberg [1]) mitgetheilten Falle.

Die Luftgeschwulst (*Emphysema*) der Lungen kommt gewiss während des Lebens vor, aber es ist bei der Section nicht zu bestimmen, ob das Austreten der Luft aus den Lungenzellen unter die Lungenpleura nicht erst während des Todeskampfes stattgefunden hat. Das wahre Emphysem ist nur durch vorsichtiges Aufblasen der Lungen, wobei dasselbe grösser werden muss, zu erkennen.

Zu §. 294. S. 281.

Die aufgestellte Behauptung, dass bei der Lungenseuche die linke Lunge öfter leide, als die rechte, ist nicht bestätigt worden.

Zu §. 294. S. 282.

Bei der künstlichen Erzeugung der Faserstoff-Tuberkeln (denn solche werden nur erzeugt) bringt man den krank machenden Stoff gewöhnlich in die Luftröhre, und erzeugt so eine viel heftigere Wirkung, als sie bei den gewöhnlichen Lungenentzündungen ist.

Bei der Beurtheilung des Sectionsbefundes allein, wenn man keine Kenntniss von der Krankheitsgeschichte hat, muss man jedenfalls vorsichtig sein, und namentlich den Entstehungstermin der Krankheit nicht zu weit antedatiren.

Das Schwinden (*Atrophia*) der Lungensubstanz, besonders durch Verjauchung, ist zwar oft beobachtet, aber

[1]) Magaz. IV. S. 465.

immer betraf dies nur einen Theil einer Lunge. Daher sind die Angaben von Darby und Marshall [1]), welche behaupten, bei Pferden keine Spur von den Lungen mehr gefunden zu haben, gewiss sehr ubertrieben.

Zu §. 293. S. 282.

Die Ablagerung von Faserstoff (plastischer Lymphe) geschieht in den Lungen sehr oft in zusammenhangenden Massen, die den eigentlichen Knoten (Tuberkeln) so sehr gleichen, dass man sie nicht mit Sicherheit zu unterscheiden vermag, weshalb auch so häufige Verwechselungen vorkommen. Diese Ablagerung des Faserstoffes (sogenannte Faserstoff-Tuberkeln) erfolgen aber in wenigen Tagen, während zur Entstehung der wahren Knoten immer langere Zeit erforderlich ist, als zur Entstehung von jenen. Der so abgelagerte Faserstoff wandelt sich mit der Zeit in wahren Eiter um, und bildet die eigentliche Eiterbeule (*Vomica*), welche bisweilen platzt und den Eiter in die Bronchien entleert; die erweichten Tuberkeln enthalten nie Eiter, aber hier kann nur das Mikroskop den Unterschied zwischen beiden zeigen, denn im Ansehen mit unbewaffneten Augen gleichen sich beide. In beiden Fallen erfolgt bisweilen Vernarbung, nachdem der flussige Inhalt durch die Bronchien ausgeworfen ist.

Bei dem Pferde fand ich bisweilen den Brand in den Lungen so, dass an einer Stelle das Lungengewebe zerstört und in Jauche verwandelt war, und die Bronchien erschienen wie präparirt, d. h. als ob sie absichtlich von dem Lungengewebe gesondert worden wären. In dieser Brandjauche zeigen sich bei der mikroskopischen Untersuchung stets Fragmente von Lungensubstanz.

Bei dem Rinde findet man beträchtlich grosse, 5 bis 6 Pfund schwere Stücke von hepatisirter Lungensubstanz von dem gesunden Gewebe abgestossen und in einem Sacke eingeschlossen. Maillard [2]) hat dies einen Lungen-Se-

[1]) The Veterinarian. 1839. p. 732. 1840. p. 715.

[2]) Recueil de médec. vétér. 1836. p. 425.

quester genannt, und ich finde diese Bezeichnung, wegen der Aehnlichkeit mit dem Knochensequester, sehr passend. Der umschliessende Sack besteht aus einer neugebildeten Membran, an deren innerer Fläche Eiter abgesondert wird, und in der Höhle sieht man bisweilen quer durchgehende Bronchien, die zu dem noch gesunden Lungengewebe führen, aber die Bronchien, welche zu dem abgestossenen, hepatisirten Lungenstück führten, ragen meist in die Höhle des einschliessenden Sackes, und sind entweder noch offen, oder schon durch neugebildete Substanz verschlossen. Bei der Lungenseuche des Rindviehes kommen dergleichen Fälle, wo die Thiere die Krankheit überstehen, bisweilen vor, und auf diese hat mich namentlich Spinola zuerst aufmerksam gemacht.

Zu §. 298. S. 285.

Ausser diesen Würmern ist auch ***Distoma hepaticum*** in den Lungen des Rindes einige Mal gefunden worden, und in den Lungen der Ziege kommt ***Pentastoma denticulatum*** (welcher gewöhnlich in den Gekrösdrüsen lebt) bisweilen vor; die Würmer machen sich förmlich Gänge in den Lungen.

Zu §. 298. S. 286.

Schutt[1]) fand in dem vorderen Lappen der rechten Lunge einer Kuh auch eine Nähnadel, die von der Haube durch das Zwerchfell in die Lunge eingedrungen und bis nach vorn in ihr fortgeschoben worden war, denn es führte ein Kanal in der Mitte der Lunge von der Nadel bis zu einer vernarbten Oeffnung im Zwerchfelle, und diese Oeffnung wurde von der angewachsenen Haube bedeckt. Die Lunge selbst war krank. — Von einem in der Lunge gefundenen Stück Draht ist schon §. 293. gesprochen worden.

Zu §. 302. S. 289.

Die acute Herzbeutel-Wassersucht bei einem Pferde, welches hier starb, war so bedeutend, dass gegen 25 Pfd.

[1]) Magaz. f. d. ges. Thierheilk. IX. S. 196.

(à 16 Unzen) einer gelben, flockigen, aber nicht übelriechenden Flussigkeit im Herzbeutel enthalten waren.

Zu §. 303. S. 290.

Es kommen jedoch noch Fälle vor, wo der Herzbeutel Blut statt Serum enthält, ohne dass ein Riss an irgend einem Theile des Herzens aufzufinden ist. Schrader [1]) fand dies einmal, auch ich sah es einmal bei einem Pferde. Die Thiere sterben unter grosser Beängstigung, wie uberhaupt dieses Symptom bei allen den krankhaften Zuständen des Herzens vorzukommen scheint, wo die freie Bewegung gehindert ist. (S. auch unten zu §. 310. über Verknöcherung am Herzen.)

Zu §. 306. S. 292.

Oft ist der verletzende Körper nicht mehr zu finden, aber der Weg, den er von der Haube aus zum Herzen genommen hat, deutlich bezeichnet.

Zu §. 306. S. 294.

Die Zahl der Beobachtungen über traumatische Herzentzündung beim Rindvieh ist in der neueren Zeit sehr vermehrt worden.

Zu §. 308. S. 295.

Heckmeyer [2]) fand bei einem Pferde einen $1\frac{1}{2}$ Zoll langen Riss in der Seitenwand der rechten Herzkammer, aus welcher so viel Blut ergossen war, dass auch der Herzbeutel gerissen und das Blut in die Brusthöhle geflossen war. Diese Seitenwand war sehr dünn, und eine heftige Anstrengung durch Laufen hatte wahrscheinlich den Riss veranlasst.

Ein Herz vom Pferde, mit einem Riss an der rechten Vorkammer, durch welchen eine Verblutung in den Herzbeutel erfolgt war, befindet sich in der hiesigen Samm-

[1]) In Wachenhusen's Zeitschr. 1832. S. 369.

[2]) Magaz. VII. S. 285.

lung [1]). Das Herz ist übrigens sehr gross, und die Ursache des Risses nicht bekannt.

Borgmann [2]) fand den Herzbeutel eines Pferdes voll von geronnenem Blut, welches aus der gerissenen linken Kranzarterie des Herzens gekommen war. Das Pferd wurde nämlich vorgeritten, glitt mit den Hinterfüssen so stark aus, dass es mit dem Bauche fast auf die Erde kam. Das Thier sprang rasch auf, schien unverletzt zu sein, frass sein Futter mit Begierde, und erst nach einigen Stunden, als der Reiter es eben bestiegen und dasselbe einen gewaltigen Sprung gemacht hatte, fiel es plötzlich todt nieder.

Ich fand einmal hier die Verblutung aus der gerissenen rechten Kranzarterie des Herzens eines Pferdes, an welchem eine solche gewaltsame Bewegung nicht stattgefunden hatte.

Zu §. 310. S. 296.

Bei einer Kuh [3]), welche an einer Verdickung der mützenförmigen Klappen der linken Kammer litt, wurden folgende Krankheitszeichen beobachtet: Bedeutendes Oedem an der Brust bis zum Bauche, frequenter weicher Puls (Herzschlag an der linken Seite ziemlich deutlich fühlbar), angestrengtes und beschleunigtes Athmen und Schmerz bei der Percussion in der Herzgegend. Die Fresslust war nicht vermindert, daher war die Kuh auch wohlgenährt, als sie geschlachtet wurde. — Die innere Herzentzündung, wenigstens Faserstoff-Ablagerung zwischen der inneren Haut und der Muskelsubstanz, entsteht auch bei heftigem Rheumatismus, und der von Mercier [4]) bei einem Pferde beobachtete Fall scheint mir hierher zu gehören.

Nach einer Vergiftung durch weissen Arsenik findet man immer Sugillationen von Blut an der inneren Fläche des Herzens.

An drei Pferdeherzen der hiesigen Sammlung sind die

[1]) No. 2942.

[2]) Magaz. III. S. 305.

[3]) Ebend. XII. S. 43. No. 207.

[4]) Recueil de médec. 1841. p. 148.

Seitenwände theilweise verknöchert. An einem dieser Herzen ist die ganze Seitenwand der rechten Kammer mit verschieden grossen Knochenkernen versehen, und das Pferd wurde wegen des höchsten Grades der Dämpfigkeit getödtet.

Zu §. 311. S. 297.

Ich kann noch einen Fall vom Pferde und einen vom Rinde anführen, wo äusserlich am Herzen Fettgeschwülste vorkamen; beide Herzen sind in der hiesigen Sammlung. Nachtheile wurden während des Lebens nicht bemerkt.

Die Ablagerung der Tuberkelmasse an der äusseren Fläche des Herzens ist bei den an der sogen. Franzosenkrankheit leidenden Rindern (Ochsen und Kühen) oft enorm; ich fand sie in mehren Fällen 1½ Zoll dick. Seltener findet sich dieser Krankheitszustand bei Pferden, und bei Hunden sind die Tuberkeln bisweilen vereinzelt an der äusseren Herzoberfläche.

Zu §. 311. S. 298.

In der rechten Vorkammer einer fast 10 Jahr alten Kuh, nahe an der Mündung der hinteren Hohlvene, fand Marheinike [1]) ein gestieltes, mit der inneren Herzhaut überzogenes Sarcom, welches ⅞ Pfund wog (es befindet sich in der hiesigen Sammlung). Ueber die Lebensgeschichte der Kuh war nichts weiter bekannt, als dass sie eben gekauft worden war, nach Hause geführt werden sollte, unterweges mehrmals niedergestürzt war, und 5 bis 6 Stunden nach der Ankunft starb. Es ist allerdings wahrscheinlich, dass diese Bewegung den Tod der Kuh beschleunigte.

An einem Ochsenherzen fand ich auch ein Sarcom in der Scheidewand der Kammern, doch waren keine Symptome eines Brust- oder Herzleidens bei dem Thiere wahrgenommen worden. Tabourin [2]) hielt eine beim Hunde vorgekommene Bauchwassersucht für die Folge des kranken Herzens. Er fand nämlich in der rechten Vorkammer

[1]) Magaz. VIII. S. 465.
[2]) Journ. de médec. vétér. de Lyon. 1848.

drei gestielte Aftergebilde, von welchen das grösste einem Hühnerei glich; in der linken Vorkammer befanden sich zwei kleine Aftergebilde.

Zu §. 312. S. 298.

In der Scheidewand der Herzkammern des Rindes kommen bisweilen Hydatiden mit *Echinococcus Veterinorum* vor. In den meisten derartigen Fällen hat man an den lebenden Thieren keine Symptome, die ein Herzleiden andeuteten, wahrgenommen, aber in einem mir mitgetheilten Falle starb die Kuh apoplektisch, und es ist noch fraglich, ob die Apoplexie von der krankhaften Beschaffenheit des Herzens herzuleiten ist.

Zu §. 314. S. 301.

Die Entstehung eines *Aneurysma Aortae* bei einem Pferde glaubte Jacob [1]) von einem Schlage der Deichsel auf den Rücken des Pferdes herleiten zu müssen. Die ersten Zeichen bestanden in Schmerzen am Rücken, beschwerlichem Gange, und dann in völliger Unmöglichkeit sich zu bewegen, bei gleichzeitiger Anschwellung der hinteren Gliedmassen. Ungefähr nach einem Monat zeigte sich zwischen der neunten und zehnten Rippe und den Querfortsätzen der gleichzahligen Rückenwirbel eine kleine, sehr empfindliche, nicht harte Geschwulst, die immer grösser wurde, wobei auch Schmerzen im Bauche entstanden, der Puls klein und frequent war und die Hinterbeine geschwollen blieben. Nachdem die Krankheit fast drei Monate gedauert hatte, starb das Pferd, und es fand sich das *Aneurysma Aortae* mit verschiedenen Verknöcherungen und einem Riss (über Blutergiessung ist nichts gesagt).

Zu §. 318. S. 306.

Kegelaar [2]) machte die Section an einem einjährigen

[1]) Recueil de médec. vétér. 1832. p. 334.

[2]) Numann, Vee-artsenijkundig Magaz. III. p. 266.

Fohlen, bei welchem er die Bauchschlagader (*Art. coeliaca*) aneurysmatisch und gerissen fand. Das junge Thier hat vor dem Tode Kolikschmerzen geäussert.

Breulet [1]) fand an der Vereinigung beider Gaumenarterien an der Gaumenfläche eines Pferdes ein Aneurysma, welches gerissen war, und daher häufige Blutungen aus dem Maule verursacht hatte, so dass auch das Thier daran starb.

An einer Stelle des Körpers, wo Aneurysmen nicht leicht vorkommen, beobachtete Peters [2]) ein solches, nämlich am Genick, hinter dem rechten Ohre eines Reitpferdes. Die Pulsadergeschwulst war unbeachtet geblieben, bis sie die Grösse eines Hühnereies erreicht hatte, und durch das Kopfgestell des Zaumes gedrückt wurde, was dem Pferde wahrscheinlich Schmerz verursachte, denn es widersetzte sich beim Reiten. Man fühlte deutliche Pulsationen in der Geschwulst, die auch durch Drücken mit der Hand verschwanden, wenn der Kopf gestreckt wurde. Nachdem die Haut auf der Geschwulst sehr dünn geworden war, riss diese und das Aneurysma bei heftigem Husten des Pferdes, doch konnte die Blutung gehemmt werden, weil eben Jemand in der Nähe war. Die Heilung wurde durch doppelte Unterbindung erreicht.

In der Gegend des Ellenbogens einer Kuh will Snewing [3]) eine Pulsadergeschwulst, in welche er einen Einstich gemacht habe, wahrgenommen und geheilt haben.

Zu §. 320. S. 309.

Maugin [4]) heilte die bei dem Aderlasse verletzte Carotis eines Pferdes ohne Unterbindung, nur durch Compression.

Ueber die Einmundung der inneren Saamenarterie in

[1]) Journ. vétérin. et agricole de Belgique. II. p. 222.
[2]) Magaz. VII. S. 41.
[3]) The Veterinar. 1839. p. 125.
[4]) Recueil de médec. 1845.

die Vene bei castrirten Bullen, wie es Prinz beobachtete, ist schon oben §. 229. gesprochen.

Die Aorta reisst bisweilen, ohne dass die eigentliche Veranlassung dazu nachgewiesen werden kann, und die Blutung ist immer schnell tödtend.

Zu §. 321. S. 310.

In der neueren Zeit ist man auf die Verstopfung der Arterien durch geronnenen Faserstoff mehr aufmerksam gewesen, weil durch sie eine Störung in der Muskelthätigkeit, oder sogar völlige Unthätigkeit der betroffenen Organe eintritt. Bis jetzt hat man diese Verstopfung besonders am hinteren Theile der Bauchaorta, an den Schenkel- und Beckenarterien beobachtet, wodurch auch eine periodische oder bleibende Lähmung der hinteren Gliedmassen, je nach der unvollständigen oder völligen Verstopfung der Gefässe, bedingt wird. Bei nicht völliger Verstopfung der Gefässe versagen die Muskeln dann erst ihre Dienste, wenn sie bei raschem Laufen nicht mehr die nöthige Menge Arterienblut erhalten; nach einiger Ruhe und bei langsamer Bewegung fehlen die Erscheinungen der Lähmung. Die Untersuchung durch den Mastdarm verschafft hier Aufklärung, indem bei den grossen Hausthieren, namentlich bei dem Pferde, bei welchem diese Verstopfungen besonders vorkommen, die verstopften Arterien wie Stränge und ohne deutliche Pulsation gefühlt werden. Beobachtungen uber diesen Gegenstand verdanken wir Rademacher [1]), Vötsch [2]), Ress [3]), Sommer [4]), Goulbeaux [5]) und Heckmeyer [6]).

Zu §. 323. S. 311.

Die Verknöcherung der Arterien ist oft mit blosser

[1]) Magaz. f. d. ges. Thierheilk. IV. S. 455.
[2]) Repertor. I. S. 114.
[3]) Magaz. IX. S. 221.
[4]) Ebend. S. 461.
[5]) Recueil de médec. 1846.
[6]) Magaz. XI. S. 434.

Verkalkung verbunden; bei jenem Zustande finden sich die mikroskopischen Knochenkörperchen, bei diesem fehlen sie, und bei der Behandlung mit Salzsäure bleibt kein Knorpel zurück.

Zu §. 323. S. 312.

Wright[1]) hat in der Lungenarterie eines Hundes 10 bis 12 Zoll lange Würmer gefunden, doch fehlt eine genauere Beschreibung. Fur *Strongylus trigonocephalus* kann man sie nicht halten, denn dieser Wurm wird nicht so lang.

Zu §. 324. S. 313.

Thiernesse[2]) fand bei einer dreijährigen Stute den Brusttheil der hinteren Hohlvene bis auf 20 Centimeter (7 Zoll) Umfang ausgedehnt. Auch andere Venen, mit Ausnahme der Haut- und Muskelvenen, eben so die Bauchaorta, waren sehr ausgedehnt. Das Herz hatte ebenfalls ein sehr grosses Volumen.

In einem von Rohde[3]) beobachteten Falle zeigte sich bei einem Cavalleriepferde am linken Oberschenkel eine Geschwulst, die mit der Zeit zunahm, und in der man Pulsation zu fuhlen glaubte. Bei Anstrengungen wurde die Geschwulst grösser. An dem von mir untersuchten Schenkel des getödteten Pferdes fand ich die vordere Oberschenkelvene bis zu 2 Zoll im Querdurchmesser erweitert und in eine grosse Fettgeschwulst mit platten Knochenstücken eingeschlossen. Die Arterien waren nicht krank.

Bei Hengsten sind die Venen der Vorhaut nicht selten beträchtlich ausgedehnt, ohne gerade eigentliche Blutaderknoten zu bilden.

Zu §. 325. S. 313.

Birnbaum[4]) fand den Stamm der Pfortader eines Pferdes, welches an Gallensteinen litt, bis zur Grösse eines

[1]) The Veterinarian. 1845. p. 52.
[2]) Journ. de Belgique. 1844. p. 137.
[3]) Magaz. f. d. ges. Thierheilk. III. S. 377.
[4]) Ebend. V. S. 301.

kleinen Hühnereies ausgedehnt und an dieser Stelle gerissen, wodurch eine tödtliche Verblutung in die Bauchhöhle erfolgt war.

Das Schwinden der Häute der hinteren Hohl- und Darmbeinvenen wurde nach Spooner's [1]) Beobachtung bei einem 14jährigen Schimmelhengst durch eine schwarze Geschwulst (Melanose), welche an dieser Stelle lag, hervorgebracht. Es war an den Venen nur noch die innere Haut übrig, daher würden sie wahrscheinlich bald gerissen sein, wenn das Thier nicht getödtet worden wäre. Die Erscheinungen am lebenden Thiere waren im Allgemeinen wie bei der Verstopfung der Arterien, denn der Druck mochte auch wohl auf die Aorta stattgefunden haben.

Zu §. 326. S. 314.

Die Aderfistel entsteht aber auch, ohne dass eine hinreichende Ursache nachzuweisen ist.

Peters [2]) sah sie einmal nach zuruckgetretener Druse entstehen, ohne dass ein Aderlass gemacht worden war.

Zu §. 326. S. 315.

Bei jungen Kälbern und Lämmern, besonders bei den letzten, kommt die Entzündung der Nabelvene (der böse Nabel), und in Folge derselben Eiterbildung in dieser Vene vor. Sie erscheint nach Kuers [3]) bei Lämmern 3 bis 4 Wochen nach der Geburt, und wird dadurch tödtlich, dass die Vene zwischen dem Nabel und der Leber reisst und der Eiter in die Bauchhöhle ergossen wird. — Einmal fand ich bei einem Pferde die obere Rückenmarksvene in der Nähe des Kopfes durch geronnenen Faserstoff obliterirt.

Das Eindringen von Luft in die zum Aderlassen geöffnete Drosselvene des Pferdes kommt bisweilen vor, und Meer [4]) sah in einem solchen Falle Zittern und Schweissausbruch über den ganzen Körper entstehen, was aber in

[1]) The Veterinarian. 1840. p. 27.

[2]) Magaz. f. d. ges. Thierheilk. VI. S. 318.

[3]) Magazin von Beobachtungen und Erfahrungen. I.

[4]) Magaz. f. d. ges. Thierheilk. V. S. 396.

einer Viertelstunde ohne üblere Zufälle vorüberging. — Hertwig[1]) sah auch keinen üblen Ausgang bei Pferden, auch Lesaint[2]) nicht; dagegen starben Hunde an Convulsionen, und Bouley[3]) führt einen Fall an, wo ein Pferd 7—8 Minuten nach dem Aderlassen durch die eingedrungene Luft getödtet wurde. Die Luft zeigte sich nachher in dem schaumigen Blute der Lungenarterie und der meisten Venen.

Zu §. 328. S. 316.

Das Blut erleidet ebenfalls krankhafte Veränderungen, ja Manche wollen sogar jede Krankheit, die nicht gerade von mechanischen Ursachen entstanden ist, in einer krankhaften Beschaffenheit oder in einer abnormen Quantität des Blutes begrundet wissen. Wenn man auch nicht bestreiten kann, dass viele Krankheiten ihre nächste Ursache im Blute haben, so wissen wir doch von anderen dies nicht nachzuweisen.

§. 328 a. zu S. 317.

In Beziehung auf die Beschaffenheit des Blutes hat Simon[4]) beim Menschen vier Krankheitsformen des Blutes aufgestellt, nämlich:

1) *Hyperionosis* (von ὑπερ und ἴς, ἰνος), wenn das Blut mehr Faserstoff als im gesunden Zustande enthält und die Menge der Blutkörperchen in demselben Verhältnisse geringer ist; das Fett ist vermehrt. Die Menge der festen Bestandtheile des Blutes ist unter diesen Umständen überhaupt geringer. Solches Blut gerinnt langsamer als gesundes, der Blutkuchen ist gewöhnlich nicht klein, aber fest, mit einer sogenannten ächten Speckhaut bedeckt, oben concav, er leistet mehr Widerstand und zerfliesst selbst nach

[1]) Magaz. f. d. ges. Thierheilk. VI. S. 119.
[2]) Recueil de médec. vétér. 1839. p. 198.
[3]) Ebend. 1839. p. 86.
[4]) Handb. d. angewandten medicin. Chemie. II. S. 158 ff.

langer Zeit nicht, der Cruor ist vom Faserstoff schärfer abgesetzt, das Serum ist rein citronengelb, nicht röthlich.

Das Blut ist in solcher Beschaffenheit bei den Entzündungen, dem acuten Rheumatismus, Rothlauf und bei der Lungenknoten-Schwindsucht.

2) ***Hypinosis*** (von ὑπο und ἴς, ἴνος); das Blut enthält oft weniger Faserstoff als im Normalzustande, oder er ist wenigstens im Verhältniss zu den Blutkörperchen in geringerer Menge vorhanden, und diese sind oft absolut vermehrt; der Gehalt an festen Bestandtheilen ist häufig grösser, als im gesunden Zustande. Der Blutkuchen ist gewöhnlich gross, selten mit einer Speckhaut versehen, weich, zerfliessend, fast schwarzroth, bisweilen bildet er sich gar nicht. Das Serum ist bisweilen tief gelb gefärbt von Gallenfarbestoff, oder roth von suspendirten Blutkörperchen; das Blut reagirt stets alkalisch.

Im *Typhus abdominalis*, bei Fiebern und acuten Hautausschlägen (auch beim Anthrax und bei der Kolik?) hat das Blut die angegebene Beschaffenheit.

3) ***Spanaemia*** (von σπανος und αἷμα); die Menge des Faserstoffes und der Blutkörperchen ist vermindert, die des Wassers ist grösser als im gesunden Zustande; die Salze sind theils normal, theils vermehrt. Das Blut ist bald sehr dunkel, selbst violet, bald hell aussehend, dünnflüssig; es gerinnt nur unvollkommen, bisweilen gar nicht. Im ersten Falle ist der Blutkuchen weich, klein, zerfliessend, ohne Speckhaut; das Serum ist hellgelb, bisweilen dunkelgelb bis röthlich. Das specifische Gewicht des Blutes ist bedeutend vermindert.

So zeigt es sich in der sogenannten Blutlosigkeit, beim wässerigen Blute (*Hydraemia*), in der Bleichsucht, beim Scorbut und nach Blutflüssen.

4) ***Heterochymeusis*** (von ἑτερος und χυμευσις); das Blut enthält fremdartige, sonst nicht im gesunden Blute vorkommende Bestandtheile, namentlich Harnstoff, Zucker, Gallenfarbestoff, Fett, Eiter (*Pyaemia*). Der Eiter kann im

Gefäss selbst entstanden sein, namentlich bei Venen-Entzündung, oder er ist aus Abscessen durch offene Gefässmündungen eingedrungen; das Eiterserum wird auch aufgesaugt. Die Eiterkügelchen im Blute sind durch das Mikroskop zu entdecken, aber auch durch Zusatz von Ammoniak wird nach Donné das eiterhaltige Blut mehr oder weniger gelatinös, während das reine Blut zu einer klaren Flüssigkeit aufgelöst wird.

Zu §. 329. S. 318.

Es kommen jedoch auch Fälle vor, wo die Lymphgefässe der Haut, ohne Krankheit der Lymphdrüsen, sehr ausgedehnt sind. Einen solchen Fall hat Hering [1]) bei einem Pferde am linken Hinterfusse beobachtet, indem zwischen dem Sprung- und Fesselgelenk unter der Haut ein Netz von zahlreichen, bis zum Durchmesser der Schienbeinvene ausgedehnten Lymphgefässen vorhanden war; das Unterhaut-Zellgewebe war verhärtet. Bei dem lebenden Pferde, welches lange an einem dicken Fusse gelitten hatte, tropfte die Lymphe in beträchtlicher Menge in der Gegend des sogenannten Sporns am Fesselgelenk aus der unverletzten Haut.

Bei dem Pferde entsteht ein Mitleiden der Lymphdrüsen häufig, namentlich bei Eiter- oder Jauchebildung in Organen, von welchen die Lymphe bestimmten Lymphdrüsen zugeführt wird. Daher schwellen die Lymphdrüsen im Kehlgange bei Krankheiten am Kopfe, die Leistendrüsen bei Krankheiten der Hinterschenkel häufig an.

Zu §. 330. S. 319.

Es kommt aber bei Pferden noch eine Entzündung der Lymphgefässe vor, die unter dem Namen Einschuss mit begriffen ist, welche schnell entsteht, wahrscheinlich in Folge einer erysipelatösen Entzündung der Haut, und im Anfange

[1]) Repertor. VII. S. 361.

ganz das Ansehen des dyscrasischen Hautwurms hat. Es bilden sich hier ebenfalls Geschwürchen, die aber gewöhnlich guten Eiter liefern und leicht wieder heilen. (Vergl. die Abhandlungen von Becker [1]) und Körber [2]).

Zu §. 331. S. 320.

In der Füllenlähme fand Träger [3]) die Lymphdrüsen des Hinterleibes, der Brust, auch die Achsel- und Leistendrüsen von Haselnuss- bis Kinderkopfsgrösse angeschwollen, und nicht selten Eiter darin.

Zu §. 335. S. 324.

Man ist wohl jetzt ziemlich allgemein darin einig, dass der eigentlichen Drehkrankheit (den Symptomen des Drehens etc.) ein gereizter, nur 5—7 Tage dauernder Zustand der Spinnwebenhaut, den Einige mit dem Namen Entzündung belegt haben, bei den jungen Thieren vorausgeht, und dass auf diesen erst die Bildung der Wurmblase folgt. Diese erscheint in einem geringen gelblichen Gerinnsel zuerst als sehr kleines, mit Flüssigkeit gefülltes Bläschen, ohne Andeutung der eigentlichen Wurmkörper, und mit der Vergrösserung des Bläschens bilden sich auch aus der Wand desselben die Würmer nach und nach in grösserer Zahl.

Zu §. 335. S. 325.

Dass eben der Druck auf das Gehirn die auffallendsten Zeichen des Kollers hervorbringt, geht auch aus einer Beobachtung von Renault [4]) hervor. Dieser fand nämlich, dass die Kollersymptome bei einem Pferde durch zwei Auswüchse an der inneren Fläche des Stirnbeins entstanden waren, denn in den Seitenkammern des Gehirns zeigte sich das Serum nicht vermehrt.

[1]) Magaz. f. d. ges. Thierheilk. IV. S. 273.

[2]) Ebend. X. S. 149.

[3]) Die Jugendkrankheiten etc. I. S. 66.

[4]) Recueil de médec. vétér. 1831. p. 602.

Der Druck von Aftergebilden an den Adergeflechten und Abscessen im Gehirn, so wie der von einem Sarcom, welches Hildach [1]) an der harten Hirnhaut einer Kuh fand, bewirkt in Hinsicht auf die Symptome das, was das Serum im Koller thut.

In der hiesigen Sammlung befinden sich einige Gehirne von jungen Rindern, jedes mit einer Cönurusblase.

Wegen einer möglichen Verwechselung des Kollers mit der sogenannten Kopfkrankheit, welche bei jungen, im Zahnwechsel begriffenen Pferden oft vorkommt, verweise ich auf Hering [2]). Eben so muss man bei jungen Fohlen mit angeborenem schwarzen Staar oder Glaucom vor einer Verwechselung mit Koller warnen, weil manche Erscheinungen für Koller zu sprechen scheinen.

Ueber Wesen und Pathogenie der Kollerkrankheiten bei Pferden ist die Abhandlung von König [3]) zu vergleichen.

Zu §. 339. S. 328.

In Folge von heftigen Erschütterungen des Kopfes und Gehirns entstehen Blut-Extravasate, die besonders bei Brüchen an der Grundfläche des Hirnschädels, durch Zerreissen der Blutleiter, bedeutend sind und schnell tödten. Bei wild gewordenen und bei den am rasenden Koller leidenden Pferden kommt dies nicht so ganz selten vor. Es entstehen jedoch auch solche Extravasate ohne die gewaltsamen Ursachen, und man nennt den Zustand Blutschlagfluss, wovon Prinz [4]) einen Fall bei einem sehr fetten Hunde beobachtet hat.

Zu §. 340. S. 329.

Die sogenannte Kopfkrankheit, welche Hering als sub-

[1]) Magaz. f. d. ges. Thierheilk. XI. S. 331.

[2]) Dessen specielle Pathologie u. Therapie S. 359. und Repertor. III. S. 216.

[3]) Magaz. f. d. ges. Thierheilk. VI. S. 213.

[4]) In Clarus und Radius Beitr. zur pract. Heilk. I. S. 142.

acute Gehirnentzündung betrachtet, und die so oft mit dem Koller verwechselt wird, kommt auch bei jungen, im Zahnwechsel begriffenen Pferden vor.

In einem Falle fand ich einen wie ein Taubenei grossen Abscess im linken vorderen Lappen des grossen, und einen doppelt so grossen im Wurm des kleinen Gehirns eines Pferdes, welches wegen eines acuten Rheumatismus in die hiesige Anstalt gebracht wurde, jedoch keine Symptome von Gehirnentzündung zeigte, denn es hatte nur 48 Pulse, aber 30 Athemzüge in der Minute. Am folgenden Tage steigerte sich die Krankheit bedeutend, die Pulse wurden 120 Mal in der Minute gefühlt, die hinteren Glieder waren wenig beweglich, was wohl von dem Abscess im kleinen Gehirn herrührte, und am dritten Tage starb es. Da das Pferd vorher an Druse (Kropf) gelitten hatte, so ist es wahrscheinlich, dass diese Abscesse durch Metastase entstanden waren. Auch la Notte [1]) beobachtete einen ähnlichen Fall, wo aber der Eiter zwischen dem Gehirn und den Häuten lag.

Bei einem viermonatlichen Füllen, welches an einer Krankheit litt, die sich zuerst wie stiller, dann wie rasender Koller aussprach, fand Schrader [2]) einen Abscess von der Grösse einer welschen Nuss in der Substanz des Gehirns, und in den Seitenkammern viel röthliches Serum. — Es ist überhaupt nicht so selten, dass bei der Druse Metastasen auf das Gehirn oder Rückenmark stattfinden.

Bei einem Hunde, der sich beständig von links nach rechts um seine Längenachse wälzte und getödtet wurde, fand ich in der rechten Halbkugel des kleinen Gehirns Exsudat mit sogenannten Exsudatkugeln.

Zu §. 341. S. 329.

Rehrs [3]) hat die Ansicht ausgesprochen, dass durch

[1]) Magaz. f. d. ges. Thierheilk. VII. S. 31.
[2]) Ebend. VI. S. 383.
[3]) Ebend. VIII. S. 226.

eine grosse Zahl und ungewöhnliche Grösse der Finnen am Gehirn der Schweine Convulsionen, epileptische Anfälle, sogar Raserei verursacht werden. Er fand immer bei solchen Schweinen, die an dergleichen Zufällen litten und bei welchen der Verdacht auf die Gegenwart der Finnen schon am lebenden Thiere sich zeigte, diese Schmarotzer in grosser Menge nicht allein am grossen und kleinen Gehirn, sondern auch in anderen Körpertheilen, wo sie vorzukommen pflegen.

Ich bin der Meinung, dass man einen solchen Zustand, wo sich beträchtliche Geschwülste in den Seitenkammern finden, in gerichtlicher Hinsicht dem wahren Koller gleich achten muss, denn die Entstehung von solchen Geschwülsten ist wohl eben so langsam, wie die des Kollers. — In fast allen dergleichen Geschwülsten finde ich eine beträchtliche Menge von Cholestearin-Crystallen enthalten; diese kommen übrigens auch an den Adergeflechten des kleinen Gehirns vor, und geben ihnen ein perlmutterfarbiges, glänzendes Ansehen.

Die Melanosen finden sich bisweilen auch an den Adergeflechten und wirken dann eben so schädlich, wie andere dort vorkommende Geschwülste, oder sie liegen an einer Stelle der Schädelwand, wie dies Jessen[1]) bei einem 14 Jahre alten orientalischen Schimmelhengst, der überdies am Koller gelitten hatte, beobachtete.

Zu §. 342. S. 331.

Oder es ist Mangel an Empfindung, oder beides zugleich vorhanden, je nach dem Grade der Beleidigung des Rückenmarkes.

Zu §. 342. S. 332.

Ausser den beiden genannten Gelegenheitsursachen giebt es noch eine dritte, nämlich die, dass die schon gefesselt liegenden Pferde durch abwechselnd heftiges Krümmen und

[1]) Magaz. f. d. ges. Thierheilk. I. S. 330.

Strecken der Wirbelsäule ein oder das andere Zwischenwirbelband (Faserknorpel) zwischen den vorderen Lendenwirbeln, oder zwischen dem letzten Rücken- und ersten Lendenwirbel sich selbst zerreissen, oder einen schon mürben Wirbel zerbrechen, was immer mit einem hörbaren dumpfen Knall geschieht. Ich habe dies schon einige Mal erlebt.

Hertwig [1]) fand bei einer 14 Jahre alten Schimmelstute Caries des Kreuzbeins und der drei letzten Lendenwirbel, durch eine 10 Pfund schwere Melanose in den Lenden-Lymphdrüsen verursacht. Die Geschwulst (welche am lebenden Thiere durch den Mastdarm gefühlt wurde) schloss die hinteren Lenden-, die vorderen Kreuznerven und die Blutgefässe ein, wodurch allmälig zunehmende Kreuzlähmung und Kälte der hinteren Gliedmassen entstand; der Tod wurde aber durch die in den Wirbelkanal eingedrungene Jauche und erweichte melanotische Substanz herbeigeführt.

Zu §. 344. S. 333.

Auch Eiterbildung, von der ich aber nicht nachweisen kann, ob sie in Folge von Entzündung oder durch Metastase entstanden ist, kommt im Rückenmarke vor. Namentlich fand der Thierarzt Helbig [2]) bei einer Heerde 6—8 Wochen alter Lämmer im Lenden- und Kreuztheile des Rückenmarkes zehn Mal einen Abscess, der dicken, gelblichen Eiter enthielt (wovon ich mich durch mikroskopische Untersuchung überzeugt habe). Die Thierchen zeigten sich anfangs matt und im Hintertheile etwas abgemagert, waren aber sonst munter, sogen die Muttermilch und frassen auch Futter. Nach einigen Tagen trat plötzlich völlige Lähmung des Hintertheils ein, wobei aber die Empfindlichkeit fortbestand. Dieser Zustand dauerte 8—14 Tage, bei sonst gutem Allgemeinbefinden, dann starben die Thierchen ganz ruhig. Die

[1]) Magaz. f. d. ges. Thierheilk. II. S. 354.
[2]) Nach brieflicher Mittheilung.

Veranlassung zu diesem Rückenmarksleiden wurde nicht ausgemittelt; die Mütter waren gesund und gut gehalten.

Zu §. 345. S. 334.

Ich will jedoch darauf aufmerksam machen, dass bei den Kadavern auch die normale Menge des Serums in der Kreuzgegend, wo der meiste Raum dazu ist, sich ansammelt, und dass man daher dies leicht für Rückenmarks-Wassersucht zu halten verleitet wird.

Zu §. 347. S. 335.

Die Verdickung an den getrennt gewesenen und wieder vereinigten Nerven findet sich an den Zehenästen des Mittel- (nicht Speichen-) Nerven des Pferdes.

Ungerechnet die anderen Nachtheile, welchen das operirte Thier ausgesetzt ist. Leider wird die Operation auch als betrügerisches Mittel, um unheilbares Hinken zu verbergen, gemissbraucht.

Zu §. 347. S. 336.

Die Ursache des sogenannten Hahnentritts (wobei die Hinterschenkel des Pferdes ungewöhnlich und mit Heftigkeit gebeugt werden) ist wahrscheinlich in den meisten Fällen in einer Krankheit des Hüftnerven (*N. ischiadicus*) begründet, namentlich in Ecchymosen des Neurilems desselben. Spooner[1]) fand dies in allen von ihm untersuchten Fällen, auch Renner[2]) stimmt diesem bei (obgleich dieser auch die Ursache noch in der Entwickelung einer falschen Synovialkapsel (*Bursa mucosa*) am grossen Umdreher gefunden zu haben meint. Ich habe auch ein Pferd, welches im hohen Grade am Hahnentritt litt, und welches getödtet wurde, untersucht, und den Stamm des Hüftnerven an beiden Hinterschenkeln, da wo er über die kleinen

[1]) Schrader, im Magaz. V. S. 293.

[2]) Abhandlungen für Pferdeliebhaber u. Thierärzte etc. Jena, 1844.

Zwillinge hinweggeht (also nahe bei seinem Austritt aus dem Becken), an einer Stelle mit Ecchymosen im Neurilem behaftet gefunden.

Die Nervengeschwülste (*Neuromata*), die Rigot am Mittelnerven (nicht Speichennerven) fand, sah Goulbaux [1]) auch bei drei Pferden am Schenkelnerven (*N. cruralis*), bei welchen auch die Strecker des Unterschenkels, die sich an die Kniescheibe befestigen, geschwunden, daher unthätig waren, wodurch das Gehen unmöglich wurde.

Zu §. 348. S. 337.

Schrader [2]) sah die *Trichiasis* bei einem Pferde, in Folge einer Verletzung des oberen Augenlides.

Vollständige Thränenfisteln kommen wohl nur selten vor, aber Verengerungen des Thränenkanals, die den Abfluss der Thränen durch die Nase hemmen, sah Percivall [3]) bei einem Isabellpferde, und er hob das Uebel durch eine feine Sonde und Einspritzungen.

Eine vollständige Thränenfistel mit Caries des Thränenbeins behandelte van Hertum [4]) bei einem Pferde.

Zu §. 348. S. 338.

Prinz nimmt auch noch eine tuberkulöse Bindehaut-Entzündung an.

An der Bindehaut entstehen auch schwammige Wucherungen, die noch durch das Reiben der damit behafteten Thiere einen grösseren Umfang erreichen, fast beständig bluten und den Augapfel zerstören. Prinz [5]) hat ein solches Auge von einer Kuh beschrieben und abgebildet. Auch in der hiesigen Sammlung ist ein solches Auge.

Nicht ganz selten kommen bei den Hausthieren Faser-

[1]) Recueil de médec. vétér. 1844. p. 490.

[2]) In Wachenhusen's Zeit. f. Pferdeliebh. No. 46. 1832. S. 370.

[3]) The Veterinarian. 1842. p. 252.

[4]) In Numann's Vee-artsenijkundig Magaz. III. p. 271.

[5]) Skizze einer vergleichenden Ophthalmologie etc. In von Ammon's Zeitschr. f. d. Ophthalmol. II. 1. Heft. Dresden, 1832.

geschwülste an der Blinzhaut vor, deren Ursachen nicht bekannt sind, die aber durch Operation entfernt werden.

Zu §. 349. S. 338.

Die Fälle, wo der Augapfel durch eine Geschwulst aus der Augenhöhle hervorgedrängt wird, sind schon mehrfach vorgekommen; bei Pferden entstehen Melanosen in der Augenhöhle, bei Rindern fand ich einige Mal eine weisse Fasergeschwulst, welche auch die Muskeln des Augapfels aus einander drängte. Kampmann [1]) hielt die von ihm bei einer Kuh gefundene Geschwulst, welche den Augapfel ganz hervorgetrieben hatte, für eine Speckgeschwulst.

Zu §. 352. S. 340.

Höpfner [2]) sah bei einem Füllen, welches an angeborenem grünen Staar litt, nach und nach den grauen Staar entstehen. — Prehr [3]) beobachtete dagegen, dass der in Folge der periodischen Augen-Entzündung entstandene graue Staar während der Influenza bei diesem Pferde fast ganz wieder verschwunden war.

Zu §. 353. S. 342.

Ueber das Vorkommen von Würmern in den Augen des Pferdes haben noch Folgende Beobachtungen gemacht: Greve [4]), Anderson [5]), Atkinson [6]), Brown [7]), Twinning [8]), Percivall [9]), Desmarets [10]), Gibb [11]), Moly-

[1]) Magaz. f. d. ges. Thierheilk. VIII. S. 82.
[2]) Ebend. II. S. 257.
[3]) Ebend. IX. S. 383.
[4]) Erfahr. und Beobacht. I. S. 173.
[5]) Edinb. med. and surgic. Journ. 1805. II. p. 306.
[6]) London med. and phys. Journ. Aug. 1820.
[7]) Transact. of the roy. Soc. of Edinb. Vol. IX. 1821.
[8]) The Veterinarian. 1828. p. 114.
[9]) Ebend. p. 74.
[10]) Ebend. p. 79.
[11]) Ebend. p. 194.

neux[1]), Leuckart[2]), Hanyet[3]), Frenzel[4]), Ungenannter[5]), Numann[6]).

Busch[7]) zog aus dem Auge eines lebenden Pferdes ein Exemplar von *Filaria lacrymalis*. — Gescheidt[8]) sah bei einem an grauem Staar leidenden Hunde eine *Filaria* im Glaskörper. Derselbe und auch v. Nordmann fanden Finnen im Auge des Schweines.

Zu §. 354. S. 343.

Die Ohrmuschel leidet bei Hunden an einer geschwürigen Zerstörung, die man Ohrwurm genannt hat. Hering[9]) fand dabei eine eigene Milbenart, die er *Sarcoptes Cynotis* genannt hat. — Auch bei einem Hengste behandelte Steiner[10]) den sogenannten Ohrwurm.

Mercer[11]) beobachtete bei Hunden zwei verschiedene Aftergebilde in der Ohrmuschel, die er Polypen nennt und sie in weiche, gefässreiche, leicht blutende, und in knorpelige, an der Haut des Gehörganges entstehende eintheilt. Beide verursachen auch Caries der Knochen.

Bei einem hier behandelten Pferde, welches einen Ausfluss aus den Ohren hatte und oft an Epilepsie litt, fand sich eine Entzündung der Paukenhöhle, mit Verdickung der inneren Haut durch Exsudat. Durch die erzeugte Jauche war auch das Paukenfell zerstört.

[1]) The Veterinarian. 1828. p. 309.
[2]) Versuch einer naturgem. Einth. d. Helminthen. S. 29.
[3]) Wolstein, das Buch v. d. innerl. Krankh. d. Füllen. S. 241.
[4]) Bemerkungen über das Thierspital in Wien. S. 172.
[5]) Medic. Jahrb. d. k. k. österreich. Staats. II. S. 174.
[6]) Journ. vétér. de Belgique. I. p. 57.
[7]) Magaz. f. d. ges. Thierheilk. I. S. 28.
[8]) In v. Ammon's Zeitschr. f. d. Ophthalmologie. III. S. 440.
[9]) Verhandl. d. Kais. Leopold. Carol. Akademie d. Naturf. XVIII. Abth. 2. S. 600. Tab. 43. Fig. 5. 6.
[10]) Magaz. II. S. 256.
[11]) The Veterinarian. 1844. p. 409.

Zu S. 355, zu *Strongylus armatus.*

Die jungen, kaum einige Linien langen Würmchen haben sich in die Schleimhaut des Dickdarms eingenistet, in welcher sie als kleine, schwärzliche Ringe (oder Flecke) erscheinen.

An der in den Aneurysmen der vorderen Gekrösarterie lebenden kleineren Varietät kann man die Metamorphose sehr schön beobachten. Vor der Häutung ist die äussere Mundöffnung mit einer zierlichen Rosette umgeben, und hinter ihr liegt eine häutige Mundblase, welches alles, so wie die Speiseröhre, bei der Häutung abgestossen wird. Die hornige Mundblase und der Zahnbesatz entwickeln sich innerhalb der lose anhängenden Haut, durch welche hindurch sie zu sehen sind. Das Schwanzende des Männchens geht vor der Häutung in eine Spitze aus und hat vor dieser eine deutliche Auftreibung; dann entwickelt sich erst der dreilappige Schwanzbeutel, und auch dieser ist, bei der Durchsichtigkeit der Haut, welche abgestreift werden soll, gut zu sehen.

Zu S. 367, zu den Rundwürmern.

VII. ***Onchocerca Diesing,*** Stützschwanz.

Leib rund, elastisch, an beiden Enden verschmächtigt, der des Weibchens vielfach spiralig gewunden, der des Männchens mehr gerade und dünner. Kopf rund, Mund sehr klein, in der Mitte. Schwanz des Weibchens verschmächtigt, des Männchens ausgehöhlt, der doppelte Penis wird von zwei senkrechten Läppchen aufgenommen, jedes Läppchen ist oberhalb mit einer Papille, unten mit einem Häkchen versehen.

28 a. ***O. reticulata Diesing,*** gegitterter Stützschwanz.

Leib des Weibchens mit starken, hin und wieder gabeltheiligen und netzförmig zusammenlaufenden Ringen.

In den Häuten der grossen Schienbeinarterie und im Fesselbeinbeuger des Pferdes; selten.

Das Männchen ist $1\frac{1}{2}$ Zoll lang, $\frac{1}{8}$ Linie dick; das Weibchen ist mehre Zoll lang und $\frac{1}{4}$ Linie dick. Der Schwanz des Männchens ist einfach spiralig gewunden, der doppelte Penis gewöhnlich zurückgezogen, die Stützpapillen sehr klein. Der Leib des Weibchens ist in vielen Spiralwindungen um Zellstoff- oder Sehnenbündel gewunden, daher sehr schwer unverletzt zu erhalten. Die starken Leibesringe ragen an den Seiten wie Wärzchen hervor. Ueber sie laufen wellenförmige Längsfasern hinweg. Eier fand ich nicht.

VIII. *Trichina Owen*, Haarwurm.

28 b. *Tr. spiralis Owen*, schraubenförmiger Haarwurm.

Es ist dies die Larve eines noch nicht bekannten Wurmes, die in den Muskeln des Menschen und in den Augenmuskeln der Katze, in kleine Bläschen eingeschlossen, vorkommt.

Die Würmchen sind $\frac{1}{30}$—$\frac{1}{25}$ Zoll lang und $\frac{1}{800}$—$\frac{1}{700}$ Zoll dick, ohne deutlich erkennbaren Mund und ohne Geschlechtstheile, nur mit einem Darm versehen.

Zu S. 376.

Die Gattung ***Pentastoma*** ist von den Saugwürmern getrennt worden, und bildet jetzt eine eigene Familie, die zwischen die Hakenköpfe und Saugwürmer zu stellen ist. Sie ist in folgender Weise charakterisirt.

Würmer mit Haken in Scheiden. *Acanthotheca.*

Leib etwas rund, etwas elastisch; Mund unter dem vorderen Ende, an jeder Seite zwei Spalten mit zurückziehbaren Häkchen, Darm gerade, After am hinteren Ende; Geschlechter getrennt.

Zu S. 377, *Pentastoma taenicides.*

Das Männchen (welches ich noch nicht gefunden habe) ist nach Diesing 8 Linien lang, vorn 1 Linie dick, am Schwanzende $1/5$ Linie breit, weiss. Der Nahrungsschlauch fängt mit einem schief eingepflanzten Schlunde an, geht bis zum hinteren Ende, wo er als enger Kanal im After endet. Der einfache, spindelförmige Hode reicht vom Schwanze bis gegen die Mitte nach vorn, wird hier plötzlich dünn und ist etwas geschlängelt, dann schwillt er in ein Knötchen an und geht in die beiden Saamengefässe über, welche etwas dünner als der Hode selbst sind, und den Nahrungsschlauch umfassen; an ihrem vorderen Ende befindet sich ein ovales Saamenbläschen mit einem ziemlich langen Blindfortsatze, und von jedem Saamenbläschen geht ein Schenkel der Ruthe nach vorn und unten, und verbindet sich zu dem äusserlich hervortretenden, papillenförmigen Körper. — Die weiblichen Geschlechtstheile bestehen in einem langen, am Schwanzende anfangenden Eierstocke, welcher an der Rückenseite des Nahrungsschlauches nach vorn geht, sich theilt, den Schlauch umfasst, und hier in die zweihörnige Gebärmutter übergeht. Da wo die beiden Hörner zusammenstossen, geht ausser dem sehr langen, mit braunen Eiern gefüllten Eierschlauche an jeder Seite ein kleines Blinddärmchen nach hinten. Der Eierschlauch mündet mit dem Darm am Schwanzende, in einer gemeinschaftlichen Oeffnung.

Berlin, gedruckt bei G. Reimer.

FSC
www.fsc.org
MIX
Papier | Fördert gute Waldnutzung
FSC® C083411

Zeitfracht Medien GmbH
Ferdinand-Jühlke-Straße 7
99095 Erfurt, Deutschland
produktsicherheit@kolibri360.de